ケースで学ぶ

認知症ケアの倫理と法

編集

松田 純 ● 堂囲俊彦 ● 青田安史 ● 天野ゆかり ● 宮下修一

南山堂

はじめに

　2025年には，認知症の人が700万人あるいは800万人になると予想され，大きな社会的課題になっています．しかしこうした課題の困難さは，単に認知症の人の数だけにあるのではありません．

　一つの難しさは，今後，認知症の人に限らず，病気の人の多くが，病院ではなく在宅（自宅やホームなど）でケアを受けることにあります．それゆえ本書の姉妹編である『こんなときどうする？在宅医療と介護―ケースで学ぶ倫理と法』（南山堂）では，これまでの生命倫理や医療倫理が十分に検討してこなかった，在宅という生活空間での倫理や法の問題が検討されました．そこで中心を占めていたのは，「自分の城」である在宅でこそ示される当事者の意向を，いかにして尊重するのかという問いでした．

　しかし，在宅でケアを受ける人が認知症である場合，その意向をどのように受け取ればよいのでしょうか．ケアに携わる家族や専門職は，しばしばこの問いに直面します．在宅だからこそ大切にでき，ケアの中心に置かれるべき「その人の意向」が，不確かなものになっていく――これが，ほかの疾患と比較して，認知症ケアをとりわけ困難にし，認知症の人のケアを社会的課題にしている二つ目の理由なのです．

　本書では，人と人の関係を根底で支える倫理と法という視点を大切にしました．ケアに携わる人たちは，日々さまざまな工夫をし，そうしたノウハウはウェブサイトで広く共有されています．たしかにそうしたノウハウによって，問題が解決することもあるでしょう．しかしひょっとしたら，倫理や法の問題に気づかないままに，解決したと思い込んではいないでしょうか．「問題になっていない」ということは，「本当に問題がない」ということとは異なるのです．

　もちろん，倫理や法が大切だといっても，机上の空論であっては意味がありません．それゆえ本書の執筆者も，前回と同様，倫理学や法学の研究者にとどまらず，実際に認知症の人に現場でかかわる医師，看護師，薬剤師，社会福祉士，ケアマネジャー，介護福祉士，精神保健福祉士，理学療法士，管理栄養士，臨床心理士など，多職種にわたっています．私たちは，この3年間，何度も集まって，それぞれが直面する問題を自らの知識や経験も踏まえてさまざまな観点から検討を重ねてきました．

　本書が，認知症の人にどのように接すればよいか悩んでいる，また，これからそうした悩みに接する可能性がある方々に，さまざまな観点から問題を「考える」ことの意義を示すものとなるよう願っています．

2017年3月

編者一同

編者紹介

●松田 純（まつだ じゅん）

静岡大学大学院人文社会科学研究科特任教授・名誉教授，放送大学客員教授，人間学・生命倫理学，文学博士．特定非営利活動法人ヒューマン・ケア支援機構理事長．
個人HP　http://life-care.hss.shizuoka.ac.jp/

- 著書
  - ・遺伝子技術の進展と人間の未来―ドイツ生命環境倫理学に学ぶ，知泉書館，2005．
- 共編著
  - ・こんなときどうする？在宅医療と介護―ケースで学ぶ倫理と法，南山堂，2014．
  - ・薬剤師のモラルディレンマ，南山堂，2010．
  - ・ケースブック 心理臨床の倫理と法，知泉書館，2009．
- 共著書
  - ・公益財団法人MR認定センター：MRテキストⅢ 医薬概論2012，南山堂，2012．
  - ・くすりの小箱―薬と医療の文化史，南山堂，2012．
- 監訳
  - ・ミヒャエル・フックス編：科学技術研究の倫理入門，知泉書館，2013．
  - ・ドイツ連邦議会審議会答申：人間の尊厳と遺伝情報―現代医療の法と倫理（上）／受精卵診断と生命政策の合意形成―現代医療の法と倫理（下），知泉書館，2004，2006．
- 論文
  - ・尊厳死と安楽死―「死ぬ権利」の法制化は「尊厳ある最期」を保障できるか，思想，1114，2017．

●堂囿 俊彦（どうぞの としひこ）

静岡大学人文社会科学部准教授，哲学・倫理学，修士（文学）．特定非営利活動法人ヒューマン・ケア支援機構副理事長．
個人HP　http://plaza.umin.ac.jp/philia/

- 共著書
  - ・こんなときどうする？在宅医療と介護―ケースで学ぶ倫理と法，南山堂，2014．
  - ・入門・医療倫理Ⅰ　改訂版，勁草書房，2017．
  - ・入門・医療倫理Ⅱ，勁草書房，2007．
  - ・薬剤師のモラルディレンマ，南山堂，2010．
  - ・はじめて出会う生命倫理，有斐閣，2011．
- 共訳
  - ・ミヒャエル・フックス編：科学技術研究の倫理入門，知泉書館，2013．
- 論文
  - ・「人間の尊厳」と討議．生命倫理，26(1)，2016．

●青田 安史（あおた やすし）

常葉大学健康科学部准教授，地域理学療法学・生活環境学・保健医療福祉制度論，修士（臨床人間学）．理学療法士，介護支援専門相談員．

- 共編著
  - ・こんなときどうする？在宅医療と介護―ケースで学ぶ倫理と法，南山堂，2014．
- 共著書
  - ・生活の場における移動の援助，医歯薬出版，2006．
- 論文
  - ・ベッドサイドでできるリハ・ケア―ベッドサイドでできる拘縮予防と改善の具体策，認知症介護，16(3)，2015．
  - ・生活期リハビリテーションにおける要介護高齢者に対する自立支援と自己決定―理学療法士の視点から，静岡理学療法ジャーナル，33，2016．
  - ・早期離床に向けたリハビリテーションの実際，認知症介護，17(4)，2016（共著）．

編者紹介

●天野 ゆかり（あまの　ゆかり）

静岡県立大学短期大学部助教，介護福祉学・介護技術，修士（臨床人間学），看護師，介護福祉士．

- [共編著]・こんなときどうする？在宅医療と介護―ケースで学ぶ倫理と法，南山堂，2014.
- [論 文]・複数の慢性疾患を抱える認知症の施設利用者の介護過程．施設ケアプランと記録の教室，日総研，2008（共著）．
- ・介護福祉施設におけるポジショニングの取り組み―アンケート調査からの考察―，静岡県立大学短期大学部紀要，29，2015（共著）．
- ・ベトナム看護史についての覚書：ベトナム看護協会会長提供の資料を中心に，国際関係・比較文化研究，14（1），2015.

●宮下 修一（みやした　しゅういち）

中央大学大学院法務研究科教授，民法・消費者法，博士（法学）．

- [著　書]・消費者保護と私法理論―商品先物取引とフランチャイズ契約を素材として，信山社，2006.
- [共編著]・こんなときどうする？在宅医療と介護―ケースで学ぶ倫理と法，南山堂，2014.
- [共著書]・ケースブック 心理臨床の倫理と法，知泉書館，2009.
- [論 文]・現場にみる成年後見制度の問題点―ヒアリング調査から，民事判例Ⅴ―2012年前期，現代民事判例研究会編，日本評論社，2012.
- ・後見監督制度の現状と将来像，高齢者支援の新たな枠組みを求めて，草野芳郎・岡 孝編，白峰社（非売品），2016.（WEBサイトで閲覧可能：http://www.gakushuin.ac.jp/univ/geore/korei16.pdf）
- ・高齢者と適合性原則，高齢者を巡る判例の分析と展開（金融商事判例増刊），1486，2016.
- ・合理的な判断をすることができない事情を利用した契約の締結，法律時報，88（12），2016.

著者紹介 (五十音順)

●相澤 出(あいざわ いずる)

医療法人社団爽秋会岡部医院研究所主任研究員,東北福祉大学兼任講師,農村社会学・宗教社会学・医療社会学,博士(情報科学).専門社会調査士.

[共著書] ・こんなときどうする?在宅医療と介護—ケースで学ぶ倫理と法,南山堂,2014.
[論 文] ・医療過疎地域における特別養護老人ホームの看取りのケア,社会学研究,99,2017.
・医療過疎地域における特別養護老人ホームでの看取りをめぐる困難,社会学年報,45号,2016.
・患者と家族のナラティブ(物語)を聞きとる,比較文化研究,26,2016.

●青田 安史(編者紹介参照)

●天野 ゆかり(編者紹介参照)

●石垣 泰則(いしがき やすのり)

泰平会理事長,順天堂大学脳神経内科・リハビリテーション講座非常勤講師,日本内科学会認定内科医,日本神経学会神経内科専門医,日本在宅学会専門医,日本リハビリテーション医学会専門医,日本リウマチ学会専門医,日本医師会認定産業医,医学博士.日本在宅医学会 理事,全国在宅療養支援診療所連絡会副会長,ケアマネットふじのくに(静岡県介護保険専門員組織)理事長,静岡在宅ケア医療協議会会長.

[著 書] ・在宅難病患者のケア,今日の治療指針2009年版,医学書院,2009.
・パーキンソン病に対する社会的資源 よくわかるパーキンソン病のすべて(改定第2版),永井書店,2011.

●上藤 美紀代(うえふじ みきよ)

ヴォイス・セラピー実践研究家,フリーアナウンサー,常葉大学健康科学部などの非常勤講師(人間関係・コミュニケーション論及び接遇担当),修士(臨床人間科学).特定非営利活動法人ヒューマン・ケア支援機構事務局長,少年院篤志面接委員.

[著 書] ・講談社オーディオブック こころを癒すヴォイス・セラピー入門,2008.
[共著書] ・こんなときどうする?在宅医療と介護—ケースで学ぶ倫理と法,南山堂,2014.
[論 文] ・医療者のコミュニケーションと声の力,医薬ジャーナル,47(4),2011.

●大塚 芳子(おおつか よしこ)

社会福祉法人美芳会理事,養護老人ホームするが荘施設長,修士(臨床人間科学).社会福祉士,精神保健福祉士,介護福祉士,介護支援専門員,主任介護支援専門員,日本ケアマネジメント学会認定ケアマネジャー,認知症ケア専門士.

[共著書] ・こんなときどうする?在宅医療と介護—ケースで学ぶ倫理と法,南山堂,2014.
・支援者のための成年後見活用講座,社団法人日本社会福祉士会,2010.

著者紹介

●大塚 芳正(おおつか　よしまさ)

社会福祉法人美芳会理事長，特別養護老人ホームすどの杜施設長，修士(臨床人間科学)．社会福祉士，介護支援専門員，保護司，静岡県社会福祉法人経営者協議会理事．

- 共著書 ・こんなときどうする？在宅医療と介護—ケースで学ぶ倫理と法，南山堂，2014．
- 論 文 ・苦情解決の仕組みとサービスの質の改善(1)(2)，月刊福祉，2004年11,12月号．

●大出　順(おおで　じゅん)

帝京大学福岡医療技術学部看護学科助教(2017年4月予定)，修士(臨床人間科学)．看護師，保健師，日本看護倫理学会編集委員会委員，同査読員．

- 共著書 ・こんなときどうする？在宅医療と介護—ケースで学ぶ倫理と法，南山堂，2014．
- 論 文 ・尊厳とQOL：一つの事例を通しての考察，日本看護倫理学会誌，4(1)，2012．
  - ・会話することの効果—ナラティブアプローチと患者満足，同5(1)，2013．
  - ・看護師の倫理的行動尺度の開発，同6(1)，2014．

●奥山 惠理子(おくやま　えりこ)

(株)浜松人間科学研究所代表取締役,浜松医科大学非常勤講師(保健指導方法論)，博士(リハビリテーション科学)．精神保健福祉士，臨床検査技師，主任介護支援専門員，認知症介護指導者，上級認知症ケア専門士，日本ケアマネジメント学会認定ケアマネジャー，日本早期認知症学会理事，日本認知症ケア学会評議委員，静岡県認知症ケア専門士会会長

- 共著書 ・認知症高齢者の転倒予防とリスクマネジメント　第2版，日本医事新報社，2014．
  - ・急性期病院で治療を受ける認知症高齢者のケア，日本看護協会出版会，2013．
  - ・認知症予防テキストブック，日本早期認知症学会，2015．
- 論 文 ・認知症予備軍早期発見のための前頭葉機能スクリーニング検査に関する研究，日本早期認知症学会論文誌，4(1)，2015(共著)．

●加藤 尚武(かとう　ひさたけ)

人間総合科学大学教授，京都大学名誉教授．元日本生命倫理学会理事・名誉会員，哲学奨励山崎賞(1979年)，和辻哲郎文化賞(1994年)，紫綬褒章(2000年)，建築協会文化賞(2002年)，瑞宝中綬章(2012年)．

- 著 書 ・バイオエシックスとは何か，未来社，1986．
  - ・現代倫理学入門，講談社，1997．
  - ・先端技術と人間，NHKライブラリー，2001．
  - ・災害論，世界思想社，2011．
  - ・死を迎える心構え，PHP研究所，2016．
- 共著書 ・こんなときどうする？在宅医療と介護—ケースで学ぶ倫理と法，南山堂，2014．

● **上久保 真理子**(かみくぼ　まりこ)

医療法人社団互啓会ぴあクリニック精神保健福祉士，修士（臨床人間科学）．相談支援専門員，社会福祉士，福祉住環境コーディネーター2級．

共著書　・こんなときどうする？在宅医療と介護―ケースで学ぶ倫理と法，南山堂，2014．
　　　　・改訂 新版　精神保健福祉士養成セミナー第7巻　精神保健福祉援助演習　基礎・専門，へるす出版，2013．
論　文　・はやく　ゆっくり：ぴあクリニックACTにおける外出支援，精神科臨床サービス，11(1)，2011．

● **小島 孝子**(こじま　たかこ)

特定非営利活動法人ヒューマン・ケア支援機構認知症カフェ担当，静岡県立高等学校心理アドバイザー/カウンセラー，静岡地域若者サポートステーション職員，修士（臨床人間科学，社会学），米国ポートランド州立大学・同大学院でカウンセリングの単位取得．臨床心理士．

共著書　・こんなときどうする？在宅医療と介護―ケースで学ぶ倫理と法，南山堂，2014．
　　　　・ケースブック　臨床の倫理と法，知泉書館，2009．

● **神馬 幸一**(じんば　こういち)

獨協大学法学部准教授，Master of advanced studies in Criminology（LL. M.: University of Bern, Switzerland）．日本医事法学会『年報医事法学』編集委員．日本犯罪学会学術奨励賞（2008年），日本生命倫理学会若手論文奨励賞（2014年）．

共著書　・こんなときどうする？在宅医療と介護―ケースで学ぶ倫理と法，南山堂，2014．
　　　　・終末期医療と医事法，信山社，2013．
　　　　・安楽死・尊厳死，丸善，2012．

● **髙井 由美子**(たかい　ゆみこ)

看護師，第1種衛生管理者，介護支援専門員，特定分野実習指導者，静岡県立大学短期大学部社会福祉学科非常勤講師（身体のしくみ担当），慢性期医療を考える世話人会役員．

共著書　・こんなときどうする？在宅医療と介護―ケースで学ぶ倫理と法，南山堂，2014．
論　文　・多様なニーズに対応し退院後の利用者・家族を支える，看護，日本看護協会機関誌，65(13)，2013年11月号．

● **堂囿 俊彦**(編者紹介参照)

● **飛永 雅信**(とびなが　まさのぶ)

独立行政法人国立病院機構新潟病院医師．神経内科学，日本内科学会認定内科医，日本精神神経学会専門医，精神保健指定医，日本医師会認定産業医，労働衛生コンサルタント（保健衛生）．

共著書　・やさしい高次脳機能障害用語事典，ぱーそん書房，2017秋出版予定．

著者紹介

●中島　孝（なかじま　たかし）

独立行政法人国立病院機構新潟病院副院長，神経内科学（神経筋疾患，免疫神経，脳卒中の診療，画像診断，遺伝子診断，緩和ケア，Bioinformaticsなどの臨床研究），医学博士．日本神経学会代議員，日本神経学会専門医・指導医，日本認知症学会専門医・指導医等，臨床遺伝専門医．

- 著　書
  - 監修 ALSマニュアル決定版！Part I, Part II （月刊「難病と在宅ケア」編集部編），日本プランニングセンター，2016．
  - 企画編集 総合診療 特集 神経難病ケアのコペルニクス的転回，25（3），医学書院，2015．
- 共著書
  - やさしい高次脳機能障害用語事典，ぱーそん書房，2017秋出版予定．
- 論　文
  - セントクリストファーホスピスから日本へ吹く風，ホスピス緩和ケアの誤解をとく．訪問看護と介護，15（11），2010．
  - 尊厳死論を超える―緩和ケア難病ケアの視座，現代思想，40（7），2012．

●中村 美智太郎（なかむら　みちたろう）

静岡大学教育学部講師，哲学・倫理学・教育思想，博士（学術）．

- 共編著
  - ことばと文化の饗宴―西洋古典の源流と芸術・思想・社会の視座，風間書房，2014．
- 共著書
  - こんなときどうする？在宅医療と介護―ケースで学ぶ倫理と法，南山堂，2014．
  - 危機に対峙する思考，梓出版社，2016．
- 共　訳
  - ミヒャエル・クヴァンテ：人間の尊厳と人格の自律―生命科学と民主主義的価値，法政大学出版局，2015．

●日笠 晴香（ひかさ　はるか）

日本学術振興会特別研究員，医療倫理学，博士（文学）．

- 共著書
  - どう生き　どう死ぬか―現場から考える死生学，弓箭書院，2009．
- 論　文
  - 一つの人生か別の人格か―事前指示の有効性をめぐって，医学哲学 医学倫理，25，2007．
  - 意思決定における自律尊重の考察―価値の一貫性と変化の観点から．生命倫理，25（1），2015．

●古田 精一（ふるた　せいいち）

北海道薬科大学社会薬学系地域医療薬学分野教授，博士（薬学）．日本在宅薬学会評議員・同認定薬剤師認定副委員長．

- 共著書
  - 地域医療薬学　第2版，京都廣川書店，2014．
  - 次世代薬剤師 虎の巻，日経BP社，2015．
- 論　文
  - 医薬分業下における外来慢性疾患患者の服薬アドヒアランスと医療サービス評価の関連性 残薬削減とかかりつけ薬局を志向した実証研究，社会薬学，35（1），2016．

●松田　純（編者紹介参照）

●水嶋 久美子(みずしま　くみこ)

藤枝市立総合病院診療技術部臨床栄養科主査，修士(臨床人間科学)．管理栄養士，栄養サポートチーム専門療法士，静岡栄養代謝の集い幹事．

[共著書]・こんなときどうする？在宅医療と介護—ケースで学ぶ倫理と法，南山堂，2014．
[論　文]・栄養サポートチーム，全国自治体病院協議会雑誌，49(11)，2010．

●南山 浩二(みなみやま　こうじ)

成城大学社会イノベーション学部教授，家族社会学，福祉社会学，「病い」のナラティヴ，博士(社会福祉学)．専門社会調査士，静岡県精神障害者訪問支援推進事業評価検討委員会座長，静岡県高齢入院患者地域支援事業評価検討委員会座長．

[著　書]・精神障害者—家族の相互関係とストレス，ミネルヴァ書房，2006．
[翻　訳]・ポーリン・ボス：さよならのない別れ　別れのないさようなら—あいまいな喪失，学文社，2005．
[共著書]・こんなときどうする？在宅医療と介護—ケースで学ぶ倫理と法，南山堂，2014．
　　　　・臨床家族社会学，放送大学教育振興会，2014．
[論　文]・地域精神保健福祉活動に従事する精神科医師の語り—リカバリー志向の実践と訪問型支援に焦点をあてて，社会イノベーション研究，10(2)，2015．

●宮下 修一(編者紹介参照)

●諸岡 了介(もろおか　りょうすけ)

島根大学教育学部准教授，宗教社会学・医療社会学，博士(文学)．

[論　文]・現代の看取りにおける〈お迎え〉体験の語り，死生学研究，9，2008(共著)．
　　　　・世俗化論における宗教概念批判の契機，宗教研究，85(3)，2011．
　　　　・終末期ケアと〈お迎え〉体験，緩和ケア，24(2)，2014．

本書の使い方

　本書には，19のケースが掲載されています．すべて創作したものですが，限りなく現実に似せて作られたものであり，いずれも現場で遭遇する可能性のある問題を扱っています．

　本書は，1人で読んで学ぶことも十分できます．また，事業所や専門職の研修会，養成校の授業などで，少人数のグループ討論を行う際に利用するのも効果的です．各ケースには，議論が散漫としたものにならないように，三つの「考えてみよう」が設定されています．また，ケースのなかの「日常生活自立度」は，「認知症高齢者の日常生活自立度」（p21参照）を略記したものです．ケースに登場する認知症の人の状況を示す目安として参考にして下さい．さらに，本書は，ケースに関連した多くのコラムを掲載しています．これらのコラムに目を通すことで，ケースに関連したさまざまな情報を入手することができます．

　本書はどこからでも，どのような順番でもお読みいただけます．ただ，ケース編の前に置かれている「認知症の医学」および「認知症ケアの倫理と法」は，ケース編に進む前に読むことをお勧めします．認知症については，ケアが重要であることはいうまでもありませんが，同時に，医学も重要です．認知症には，いろいろな原因疾患や病態があり，ケアにおいても，一人ひとりの疾患や病態を踏まえた対応が求められます．認知症学会専門医・指導医による「認知症の医学」はケアの前提なのです．かなり専門的な内容も含まれていますが，ケースをより深く理解し，議論を活性化する上で役立ちます．また，ケースの主人公には特定の専門職を設定していますが，すべてのケースには，ほかの専門職が関わっているか，関わる余地があります．主人公とは異なる専門職の方は，「自分が専門職として関わるのであれば，どのようにアプローチできるだろうか」という問いを立ててみてください．

　それぞれのケースを議論する際に大切なことは，「こういう場合はこうする」という画一的なマニュアル（処理方法の手引書）を求めないことです．それゆえケースの解説も，機械的な対応を提示してはいません．最終的にどのように対応するのかを判断する上では，具体的な事例を詳細に把握し，ケースごとに「なぜこうするべきなのか」という理由を考えるプロセスが必要です．本書が目指しているのは，読者のみなさんがそうした思考力を身につけることなのです．それゆえ，みなさんが，本書に掲載されている事例と類似の事態に直面した場合に，本書が提示した解決方法を用いたとしても，実際の問題が解決するとは限りません．本書は，解決に責任を負うものではないことをご了承ください．

目 次

序 論

1. 認知症の医学 …………………………………………………… 2
2. 認知症ケアの倫理と法 ………………………………………… 22

ケーススタディ

Case 1 認知症の症状が現れている高齢者が主治医に
「大丈夫だ」と言われたとき ……………………………………… 34

Case 2 若年性認知症と診断された夫への告知に悩む妻 …………… 41

Case 3 相談者にMCI（軽度認知障害）の疑いがあるとき ………… 48

Case 4 自宅介護か施設介護か，家族間で療養場所の希望が異なるとき ……… 53

Case 5 介護されている母親のあざを見つけたとき ………………… 60

Case 6 認知症高齢者にGPS端末をつけるように言われたとき ……… 65

Case 7 母親の退院先をめぐって
精神障がい者の娘と意見が対立したとき …………………… 74

Case 8 高齢者住宅での不適切なサービスの提供に気づいたとき ……… 81

Case 9 ショートステイ中に男性の入所者に添い寝する女性 ……… 87

Case 10 介護老人保健施設でリハビリテーションが実施できないとき ……… 92

Case 11 施設長が夜中に動きまわる入居者に
鎮静薬を処方するようせまったとき ………………………… 97

Case 12 頭痛薬連用を避けるために
薬局等に販売自粛を依頼するとき …………………………… 104

Case 13 入院中の認知症高齢者の食事が進まないとき …………… 109

Case 14 事前指示で何もしない方針の認知症患者が治療を望んだとき ……… 114

Case 15 自動車運転をやめようとしない認知症高齢者について
相談されたとき ………………………………………………… 123

Case16	認知症高齢者が違法行為(万引き)をくり返すとき	130
Case17	認知症高齢者の家族による財産の使い込みに気づいたとき	137
Case18	看護学生が実習の様子をSNSに書き込んだとき	144
Case19	介護実習施設から利用者の個人情報の開示を制限されたとき	151

コラム

❶	認知症カフェとは何か	40
❷	認知症高齢者の社会参画	46
❸	声の倫理性―認知症の人とのよりよいコミュニケーションのために	58
❹	認知症高齢者の徘徊による事故と家族の責任	70
❺	認知症高齢者の徘徊による事故と施設の責任	72
❻	認知症ケアと精神医療	79
❼	サービス付き高齢者向け住宅	86
❽	やさしい気遣いもほどほどに	102
❾	事前指示	119
❿	認知症の人が最期のお別れを告げるとき	121
⓫	認知症高齢者の自動車運転に対する法的措置	128
⓬	認知症高齢者の情報を共有(取得)するために	135
⓭	成年後見利用促進法・成年後見事務円滑化法の制定	142
⓮	プライバシー・守秘義務・個人情報保護法制	149

索引 ………… 158

執筆担当

序論

1. 認知症の医学　　　　　　　　中島　孝／飛永 雅信
2. 認知症ケアの倫理と法　　　　松田　純／堂囿 俊彦

ケーススタディ

Case1	松田　純／石垣 泰則／大塚 芳子	Case10	青田 安史
Case2	松田　純／大塚 芳子	Case11	古田 精一／堂囿 俊彦／松田　純
Case3	青田 安史	Case12	古田 精一／堂囿 俊彦／松田　純
Case4	大塚 芳正／堂囿 俊彦／髙井 由美子	Case13	水嶋 久美子／青田 安史
Case5	中村 美智太郎／小島 孝子	Case14	松田　純／堂囿 俊彦／大出　順
Case6	松田　純／奥山 恵理子／大塚 芳子	Case15	神馬 幸一／大塚 芳子
Case7	上久保 真理子／堂囿 俊彦／天野 ゆかり	Case16	神馬 幸一／大塚 芳子
		Case17	宮下 修一
Case8	堂囿 俊彦／髙井 由美子	Case18	天野 ゆかり／上藤 美紀代
Case9	松田　純／上藤 美紀代	Case19	天野 ゆかり

コラム

❶ 小島 孝子／堂囿 俊彦　　　　❽ 加藤 尚武
❷ 相澤　出　　　　　　　　　　❾ 日笠 晴香
❸ 上藤 美紀代　　　　　　　　　❿ 諸岡 了介
❹ 宮下 修一　　　　　　　　　　⓫ 神馬 幸一
❺ 宮下 修一　　　　　　　　　　⓬ 神馬 幸一
❻ 南山 浩二　　　　　　　　　　⓭ 宮下 修一
❼ 髙井 由美子　　　　　　　　　⓮ 神馬 幸一

序　論

1．認知症の医学

　認知症とは高齢化が進む現代において最も重要な疾患群といえますが，単一の疾患ではなく疾患分類でしかありません．そのため，認知症と分類する際の診断基準が作られてきました．1993年のWHOの国際疾病分類第10版（ICD-10），2011年の米国国立老化研究所／アルツハイマー協会（NIA-AA）によるもの，2013年の米国精神医学会による『精神疾患の診断・統計マニュアル』第5版（DSM-5）[*1]があります．いずれもアルツハイマー病の行動医学的な問題を念頭において作成し，ほかの疾患でも何とか使えるようにしたものです．最近のDSM-5の下位分類に記載されているように，認知症には下記のいろいろな原因疾患や病態があります．アルツハイマー病，前頭側頭葉変性症，レビー小体型認知症，パーキンソン病，大脳皮質基底核変性症，進行性核上性麻痺，ハンチントン病などは神経変性疾患ですし，一方，血管性認知症，外傷性脳損傷はそれぞれ予防が可能な病態です．また，HIV感染による認知症，プリオン病は感染症として治療を検討すべきです．正常圧水頭症，慢性硬膜下血腫，甲状腺機能低下症，ビタミンB_{12}欠乏症によるものは外科的または内科的に治療可能な認知症（treatable dementia）としてあつかうべきです．このように，診断分類としての認知症に対する医学的アプローチ法はさまざまです．

　ここで注意すべきことは，身体症状の異常によって脳が反応して起きる**せん妄（delirium）**は，認知症とまったく異なる病態であり，対応法が異なることです．せん妄は，高齢者に脱水や，発熱，感染症，手術，アルコールや薬剤の使用などの身体的な侵襲が起きたときに，脳が反応し，意識混濁，興奮，幻覚，混乱を引き起こすものです．せん妄の治療はそれらの原因を取り除くことであり，抗精神病薬[*2]によって

[*1] *Diagnostic and Statistical Manual of Mental Disorders* 第5版の略．精神疾患は生物学的なマーカーがはっきりせず，個々の医師の主観によって診断が異なることが多くなる．この克服のため，科学的で操作主義的疾患概念による診断基準を作成し，精神疾患分野で，疫学調査と疾病治療研究，医師間・国家間の比較研究を可能とする目標で米国精神医学会により作成された．

[*2] 抗精神病薬（antipsychotics）は，主に統合失調症や躁状態の治療目的の薬剤であり抗ドパミン作用を有する．手足の震え（振戦）などのパーキンソン症状を起こすなど多くの副作用が知られている．ドパミン機能に関連しない精神症状に対しては効果がなく有害である．

も改善するものではありません．高齢者の入院や，術後などにおける精神症状はせん妄の可能性が高いですが，それ自体は認知症ではないことに注意すべきです．

認知症疾患自体から起きる本来の症状を**認知機能障害（中核症状）**といいます．この中核症状が原因となり，人の心理的な反応として起きる二次的症状を，認知症の**行動・心理症状**（behavioral and psychological symptoms of dementia：BPSD）といいます．

いくつかの認知症を例とすると，疾患それぞれに，コアとなる中核症状（認知機能障害）があり，異なっていることがわかります（図1）．早期には軽度ですが，徐々に悪化するものであり，基本的に改善するものではありません．人同士は家族や，隣人関係，社会を形成して助け合っており，本来，この中核症状に対しては，周りの人たちが十分サポートし，代償していければ，脳自体も数々の代償機能が働き，認知症患者の症状は安定し，いろいろな機能が使えるようになっていきます．しかし，現代社会は「病気は早期に発見し早期に治療しなければならない」というスローガンの下で，中核症状を治さなければならないというストレスを，家族，介護者に与え続けています．神経変性疾患による認知症では，**中核症状を治そうという家族・介護者の努力は，症状を改善しないばかりか，BPSDを起こし悪化させてしまいます**．中核症状に対しては，それを治そうとするのではなく，かかる症状を発している人を生活の

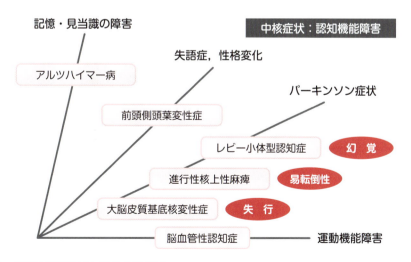

図1　各認知症疾患における中核症状

不都合から守り，支援し，補う必要があります．例えば，アルツハイマー病の中核症状は記憶の障害なので，記憶させようと圧力をかけたり，記憶力を賦活させようと質問したりせず，**忘れてもいいと安心させ，必要な時に十分に教えてあげることです．**「これはどうだったのおぼえている？」と聞き，忘れているときには，「次から，よく覚えておくんだよ」と言うのではなく，「これは○○だったよ，もし忘れても，私たちが覚えておくから，忘れても心配ないからね」と本人に接し，**本人を安心させてあげます．**

　認知症の患者本人は，中核症状により日々悩み混乱しています．介護者・家族の対応によっては，その個人のそれまでの人生経験や性格，環境に基づいて，心理的に反応を起こしてしまいます．これが個人個人の人生に基づく心理反応，症状であり，認知症の行動・心理症状（BPSD）です（図2）．周辺症状ともいいます．**認知症ケアではBPSDを起こさせないことが最も重要です．**そのためには，**認知症症状がある患者の中核症状を意識して，そこから来る不都合を補い，サポートすることです．**アルツハイマー病の人に「どうだったの？」と詰問するのではなく，「こうだったよ」と説明します．認知症一般について言えることは，本人の行動や発言に関しては，決して否定せず，たとえ間違っていても，感情レベルで肯定する表現を伝えることです．それが成功したかどうかは，本人が笑顔になっているかどうかで，簡単に判断することができます．

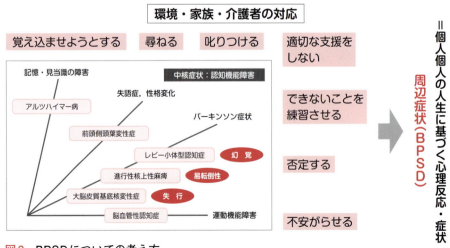

図2　BPSDについての考え方

このように，認知症ケアで一番重要なポイントは，できるだけ早く，中核症状を知るために認知症の原因を診断して，その中核症状からくる不都合を家族，介護者がサポートする体制をつくることです．中核症状を治すことではありません．アルツハイマー病などにおいて，今後，中核症状に対する根本治療薬が開発されたとしても，症状からくる不都合は依然として周りからサポートされるべきであり，否定したり，叱責したりする対象ではありません．認知症ケアは診断分類としての認知症としてではなく，**疾患単位で特徴を捉えたケアを実践していく必要があります**．このため，疾患別ポイントと参考症例をまとめてみました．認知症ケアを改善するためには，医師，薬剤師，看護師，介護福祉士，栄養士，ケアマネジャー，医療ソーシャルワーカー（MSW），精神科ソーシャルワーカー（PSW），理学療法士，作業療法士，言語聴覚士，臨床心理士等を含む多専門職種チームを構成し，上記の考え方に基づくケアを行っていく必要があります．

アルツハイマー病（Alzheimer disease：AD）

①症状

　ADの中核症状は，病初期から記憶障害が起きることが第一の特徴で，つい先ほどのエピソードや聞いた言葉を忘れてしまうことです．例えば，4〜5分前の来客や電話のことを忘れてしまうようなことです．新しいことも徐々に学習できなくなります．調理，動作の段取り，道具の意味を忘れ，混乱してしまう症状も徐々に起きます．感情の記憶や印象深いエピソード，昔覚えたことは保持されやすい傾向にあります．家族や介護者が記憶させようと「さっき言ったこと何だったの？もう忘れたの？今度は覚えておいてね．自分でこれしたでしょ」などを繰り返すことは，まったく効果がないだけでなく，**否定された感情から，BPSDを起こし，怒りっぽくなり**，自分で置き忘れたのに「誰かに盗まれた」と考える「もの盗られ妄想」や**被害妄想を起こして**しまいます．ADの中核症状として，ほかに語健忘症状[*3]が起きます．言葉を思い出しにくくなり，進行すると徐々に口数が少なくなります．比較的早期から，視空間障害のため図形の模写は下手になります．進行すると，麻痺がないにもかかわらず，一

[*3] 語健忘（word amnesia）とは，言語を想起できないことをいうが，二つの場合を鑑別する必要がある．前頭側頭葉変性症や脳血管障害などによる失語症による場合は，文法構造の乱れや錯語，錯音など他の失語症状の合併が目立つ．一方，アルツハイマー病の場合には，そうした症状は目立たず，語健忘のみである．

連の動作(例えば「服を着る」など)や段取りができなくなる失行が起き，適した介助が必要になります．これらの中核症状は，生活動作や仕事での遂行機能障害となりますが，進行は通常ゆっくりです．もし急激に進行して見える場合は，サポートやケア内容が不適切なために起きたBPSDの悪化です．

②病理

アルツハイマー病の発症前から，脳内に不溶性のアミロイドβタンパクが蓄積して，アミロイド斑(老人斑)が形成され，続いて神経細胞内に異常な構造物が見られるようになります．これを神経原線維変化といい，神経細胞死の原因となります．老人斑と神経原線維変化がADの病理学的な特徴です．特定の場所に起き，広がるため，前述の中核症状になります．遺伝性の若年性アルツハイマー病やアポタンパクE4[*4]陽性の遺伝的リスクが高い方に発症するADも，同じ特徴を有しています．

③診断方法

家族などから詳しく症状や生活状況を聴取し，記憶障害の発症時期と特徴を分析します．次に，本人の身体機能や運動機能の診察を行います．典型的なADの初期は，歩行障害，手の変換運動障害[*5]，失行など運動機能障害はありませんし，つい先ほどのエピソードが思い出せないなどの障害(遅延再生の障害と呼ぶ)が主です．日常会話レベルでの失語症状も，性格変化も起きません．発症から間もない頃に，失語症状，運動症状，人格障害がある場合は，AD以外の認知症を考えます．ADの中核症状を評価するため詳細な神経心理学的検査[*6]を行います．外来ではADの検出性に優れたHDS-R(改訂長谷川式簡易知能評価スケール，表)やMMSE(ミニメンタルステート検査)[*7]という簡易検査も多用されています．高齢者の慢性硬膜下血腫や脳腫瘍を鑑別するために脳CT検査は必須です．病気の初期は脳全体の萎縮はなく海馬などに

[*4] 脂質とタンパク質が結合したリポタンパクの一種．遺伝型としてアポE2，E3，E4があり，遺伝的にアポE4陽性の方はアルツハイマー病発症のリスクが高い．

[*5] 手の回内回外運動を繰り返す運動を変換運動と呼び，パーキンソン病やレビー小体型認知症では変換運動が障害されるため，この運動機能を評価する．

[*6] 脳の機能局在論に対応した傷害を機能検査する方法の中で，単純な一次運動野，一次感覚野，一次視覚野などの機能評価を除いたより高次の神経機能検査を神経心理学的検査ということが多い．後出のADAS-cogは代表的なアルツハイマー病の中核症状(認知機能障害)を評価する神経心理検査である．一方で，「心」の状態や「不安，抑うつ，ストレス」などの評価は臨床心理検査に分類することが多い．

[*7] アルツハイマー病の中核症状を評価者が患者に質問し外来などで短時間に評価する方法．いずれも30点満点で，HDS-Rでは，20点以下は認知症の可能性が高く，MMSEでは，24点は正常である．HDS-Rは言語を使用した評価のみだが，MMSEでは図形描写や3段階の動作指示などの非言語的な評価も含まれている．

表　改定長谷川式簡易知能評価スケール(HDS-R)

(検査日：	年	月	日)		(検査者：	)
氏名：			生年月日：		年齢：	歳
性別：男／女	教育年数(年数で記入)：			年	検査場所：	
DIAG：		(備考)				

1	お歳はいくつですか？(2年までの誤差は正解)		0　1
2	今日は何年の何月何日ですか？何曜日ですか？ (年月日，曜日が正解でそれぞれ1点ずつ)	年	0　1
		月	0　1
		日	0　1
		曜日	0　1
3	私たちが今いるところは，どこですか？ (自発的にできれば2点，5秒おいて家ですか？病院ですか？施設ですか？ の中から正しい選択をすれば1点)		0　1　2
4	これから言う3つの言葉を言ってみてください． またあとで聞きますのでよく覚えておいてください． (以下の系列のいずれか1つで，採用した系列に○をつけておく) 　1：a) 桜　　b) 猫　　c) 電車　　2：a) 梅　　b) 犬　　c) 自動車		0　1 0　1 0　1
5	100から7を順番に引いてください． (100−7は？それからまた7を引くと？と質問する． 最初の答えが不正解の場合，打ち切る)	(93) (86)	0　1 0　1
6	私がこれから言う数字を逆から言ってください． (6・8・2，3・5・2・9)を逆に言ってもらう． 3桁逆唱に失敗したら，打ち切る．	2・8・6 9・2・5・3	0　1 0　1
7	先ほど覚えてもらった言葉をもう一度言ってみてください． (自発的に回答があれば各2点．もし回答がない場合以下の ヒントを与えて正解であれば1点) 　a) 植物　　b) 動物　　c) 乗り物	a： b： c：	0　1　2 0　1　2 0　1　2
8	これか5つの品物を見せます．それを隠しますので，なにがあったか 言ってください． (時計，鍵，タバコ，ペン，硬貨 など必ず相互に無関係なもの)		0　1　2 3　4　5
9	知っている野菜の名前をできるだけ多く言ってください． (答えた野菜の名前を右の欄に記入する．途中で詰まり， 約10秒間待っても出ない場合には，そこで打ち切る．) 0〜5＝0点，6＝1点，7＝2点，8＝3点，9＝4点， 10＝5点		0　1　2 3　4　5
		合計得点	

総得点は30点で，20点以下は認知症疑いとなる．

(加藤伸司ほか：改訂長谷川式簡易知能評価スケール(HDS-R)の作成，老年精神医学雑誌，2:1342, 1991より転載)

限局するため3次元のMRI画像から局所脳の萎縮を定量評価するVSRAD法*8を使います．脳血流SPECT検査*9で後部帯状皮質の脳血流低下を確認することは診断に有用です．認知症の原因となり得る内科的な問題(栄養障害，糖尿病，アルコール脳症，ビタミン欠乏症，貧血，甲状腺機能低下症，神経梅毒，AIDSなど)を調べます．現在，髄液検査によりアミロイドβタンパクを定量したり，脳内のアミロイド沈着をPET*10で撮像して確定診断する研究がなされています．

④治療

ADの根本治療法は，アミロイド仮説に基づく治療法(ワクチン療法，抗体療法，セクレターゼ阻害薬)ですが，まだ開発中で実用化されていません．**家族・介護者が患者の今ある認知機能，中核症状とともに生きていくことを肯定的にとらえるサポートが最も重要です．**患者との接し方で悩みを抱える介護者は多いですが，**中核症状を指摘したり，叱ったり，訓練したりせず，どんな時も，笑顔で支え，できない機能は補完し，活動をスムーズにすることで，楽しみと活動性を上げていくというスタンスを共有します．**家族をサポートする必要があり，介護保険サービスを組み合わせて家族負担を軽減します．内服管理ができる場合は，中核症状の進行抑制目的に，コリンエステラーゼ阻害薬*11を使った薬物療法を行います．**治療の第一目標は治すことではなく，BPSDを予防し，笑顔の生活を送れるように支援することです．**どうしてもBPSDが強く家族も反応し悪循環になる時は，最小限の抗精神病薬も試します．

⑤症例

> 72歳女性．臨床診断はアルツハイマー病(AD)．もの忘れ，買い物や金銭管理が十分にできないという主訴で，本人と夫が来院．10年前甲状腺腫の切除術，7年前に胸椎圧迫骨折の既往歴がある．認知症の家族歴なし．現在，夫と二人暮

---

*8 早期ADでは海馬傍回から脳萎縮が始まるが，海馬傍回は体積が小さく通常のMRI画像上では視覚的評価が極めて困難である．そこで患者の3次元のMRI-T1強調画像を撮像して正常データベースと比較して，萎縮度をZスコア化するウインドウズのアプリケーションVoxel-Based Specific Regional Analysis System for Alzheimer's Diseaseがつくられた．その略をVSRADという．2.0を超えると9割以上の確率でADの疑いがあるという．

*9 Single Photon Emission Computed Tomography(単一光子放射断層撮影)のことで，^{123}I-IMP SPECT(放射線医薬品)による脳血評価がアルツハイマー病の補助診断として使われる場合が多い．

*10 Positron Emission Tomography(陽電子放射断層撮影)のことで，現在，研究的にアルツハイマー病の診断目的で，脳内のアミロイド沈着の程度を評価することが始まっている．

*11 コリンエステラーゼ阻害作用は根本治療にはならないが，アルツハイマー病やレビー小体型認知症の中核症状を緩和する．ドネペジルはその機序に基づく，世界で最初のアルツハイマー病の治療薬である．

らし．以前，仕立て屋を二人で行っていた．現病歴は１年前の地震災害後から，少し前のことが思い出せないなどのもの忘れに夫が気づいた．生活行為はほぼ自立していたが，買い物などの時に金銭管理ができないなどの問題が起きてきた．それらが，徐々に進行するため，A病院を受診した．その時はまだ，BPSDは出現していなかったが，夫はどのように対応してよいのか不安で戸惑っていた．診察所見では病歴の陳述は不正確だが，協調的であり，人柄はよかった．面接時には，もの忘れが原因で自分が病院にきていることを理解していた．MMSEは21/30で日時の見当識障害と遅延再生障害（0点／3点）を認めた．場所の見当識はOKだった．幻覚はなし．保続症状（Perseveration）*12もなし．運動機能障害は認めなかった．

【神経心理検査】主介護者である夫に面接した．認知症に対する日常生活動作能力はDAD（disability assessment for dementia）*13で評価され，衛生，着衣，排泄，食事，食事の用意，電話，薬の服用などは問題がなかったが，外出，金銭の取り扱い，余暇と家事の段取りなどに障害を認めた．患者本人に対して，認知症としての重症度スコアであるCDR-SB（clinical dementia rating-sum of boxes）*14を実施したところ，記憶1，見当識0，判断と問題解決1，家庭外での活動0，家庭生活と趣味関心0.5，パーソナルケア0であり，Global CDRは0.5，CDR-SBは2.5，中等度の認知症だった．アルツハイマー病の認知機能障害の重症度として，ADAS-Cog（Alzheimer's disease assessment scale）*15は30であり，NTB（Neuropsychological Test Battery）*16

---

*12 思考や行動，動作などで，ある特定のまたは直前のものを理由なく繰り返したり継続したりする傾向．同じ行動に集中し固執し繰り返すことを常同行動ともいう．前頭葉機能障害である場合が多いと考えられる．
*13 介護者によるアルツハイマー病患者の日常生活動作10領域の過去2週間の評価である．患者に促してできたかではなく，「したか，しなかったか」を評価する．衛生，着衣，排泄，摂食，食事の用意，電話の使用，外出，金銭管理，服薬，余暇と家事の10領域である．
*14 国際的によく使われる観察式の認知症臨床重症度評価で，患者本人の生活状況を把握している家族・介護者の情報を総合して臨床家が評価する．記憶，見当識，問題解決と判断，社会適応，家庭生活の趣味・関心，パーソナルケアの6領域に対して，5段階で評価し，Global CDR 0～3として評価する．臨床的認知症重症度判定尺度（clinical dementia rating sum of boxes：CDR-SB）はそれぞれの数値を合算したものである．
*15 アルツハイマー病の中核症状（認知機能障害）の神経学的評価尺度．専門研修を受けた言語聴覚士，臨床心理士などが実施．単語再生，口頭言語能力，言語の聴覚的理解，自発話における喚語困難，口頭命令に従う手指および物品呼称，構成行為，観念運動，見当識，単語再認，テスト教示の再生能力の項目を合計で，0～70点（正常→重度）として評価する．
*16 アルツハイマー病の中核症状（認知機能障害）を神経学的に評価するための方法の一つで，治験で使われた．

は91と障害されていたが，Neuropsychiatric inventory（NPI）[*17]でほとんど問題なかったため，BPSDがほとんどない中等度アルツハイマー病と考えられた．

【MRI所見(図3)】 FLAIR（フレアー）法[*18]では小梗塞巣があった．脳室の拡大と脳溝の開大があり，脳萎縮は明らかだった．萎縮の特徴を捉えるために，VSRAD[*8]を使用し脳萎縮を計測した．ADの関心領域の萎縮の程度は2.83（2～3はADに特異的な萎縮）であり，ADに合致した．

【脳血流SPECT 3DSSP所見】 小脳，脳幹の相対的な血流上昇を認めた．両側頭頂葉，側頭葉の一部，楔前部，前頭葉の一部に血流低下があったが，後頭葉にも血流低下があった．

これらの所見のみでは，アルツハイマー病だけでなくレビー小体型認知症の可能性も否定できなかったが，臨床症状とその後の経過から，レビー小体型認知症は否定的され，アルツハイマー病と診断してよいとした．

【経過】 定期的な面談(主治医，外来看護師，MSW，臨床心理士)で，アルツハイマー病の病態を認識してもらうと同時に，アルツハイマー病と生きる患者を肯定的にとらえられるように夫と患者の両者に対して面談を行なった．病気の悪化があまり起きないものの，コリンエステラーゼ阻害薬投与での改善も十分とはいえないので，主介護者の夫には心理的に負担感があった．しかし，病院のチームによるさまざまなアドバイスと援助により，何とか妻との会話内容の質を維持し，介護の質も低下しなかった．BPSDはその後も起きなかった．

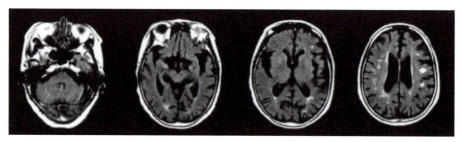

図3 アルツハイマー病のMRI所見

[*17] アルツハイマー病のBPSDの評価として，妄想，幻覚，興奮・攻撃，憂鬱・不快，不安，意気揚々・多幸，アパシー・無関心，脱抑制，被刺激性・不安定，行為の異常，睡眠，食欲と食行動の異常の12項目を評価する．
[*18] 脳MRI検査における基本的撮像法で多用されているfluid attenuated inversion recoveryの略称．MRI検査で，脳脊髄液の信号（高信号）の影響を受けないT2強調画像を取得することを可能とした撮像法で，脳血管障害や浮腫などの病変部位を高信号領域として容易に判読できる．

認知症の医学

レビー小体型認知症(dementia with Lewy bodies：DLB)
①症状

　DLBはADに次いで多い認知症です．注意や明晰さの著明な低下などの認知機能障害と，その変動，幻視，レム睡眠行動異常などの症状が初期の中核症状の特徴です．その前後に必ず運動機能障害としてパーキンソン症状が合併します．BPSDとしては不安症状が起きる場合が多いです．記憶障害の程度はADよりも軽いことが特徴ですが，もの忘れとして受診することもあります．意識の変動，便秘，尿失禁だけでなく，失神，起立性低血圧などの自律神経症状が起きるので，入浴時の事故を予防する必要があります．DLBでの幻視は生々しい実在感がある点が特徴で，精神病における幻視と異なり，患者に危害を加えたり話しかけるなどの関与はなく，「ただそこにいる」という中立的な場合が多いのが特徴です．ケア環境や身体症状が悪いと，幻視の内容も影響を受け，悪化します．パーキンソン症状は，手のふるえ(振戦)[19]，筋のこわばり(固縮)，動きが遅くなる(無動)，バランスがとりにくくなる(姿勢反射障害)など，パーキンソン病と同じです．レム睡眠行動異常は，本来筋緊張が低下するレム睡眠期において，筋緊張が低下せず，夢で見たまま行動できてしてしまい，睡眠中に大声が出たり，動くなどの行動異常が起きることです．

②病理

　レビー小体がパーキンソン病より広範囲に広がり中枢神経系や末梢の自律神経系まで多数認める点がDLBの特徴です．αシヌクレイン[20]がレビー小体の主成分であることがわかっています．

③診断方法

　家族や知人からの病歴聴取によって，DLBに特徴的な意識変動，幻視，レム睡眠行動異常に関するエピソードの有無を確認し，運動機能障害としてのパーキン症状を評価します．鑑別診断のため，神経心理学的検査と画像検査を行います．特にDatSCAN検査[21]では，黒質のドパミンニューロンの障害の程度，MIBG心筋シン

---

[19] 屈筋群，伸筋群が交互に収縮・弛緩することで，リズミカルに繰り返される不随意運動を振戦という．手，足，頚などに見られやすい．
[20] αシヌクレインタンパクが異常になることで脳内に沈着し，レビー小体が形成される．脳内にレビー小体が出現することで，神経細胞死が起きて，パーキンソン病やレビー小体型認知症になると考えられている．
[21] イオフルパンがドパミン神経終末に取り込まれる特徴を使い，その放射性医薬品(^{123}I-FPCIT)を注射して画像評価することで，パーキンソン病，レビー小体病，パーキンソン病関連疾患の診断を行える．

チグラム*22では末梢性の自律神経障害が明確にわかるため，DLBの特異的診断に有用です．

④治療

ケア内容の改善と環境整備を行います．幻視に対して抗精神病薬を用いる場合，ごく少量を投与します．パーキンソン症状に対しては，ごく少量のレボドパ*23を開始して増量せず，認知機能障害を悪化させないようにします．コリンエステラーゼ阻害薬も，意識レベル低下を改善するために有効です．DLBに対して上記の薬物療法は有効ですが，BPSDに対して抗精神病薬を投与すると過剰な反応によって症状が悪化するので，注意が必要です．この場合は，抑肝散*24を試してみます．**幻視に怯える患者さんに対して幻視を否定すると，BPSDを発症することになります．**介護者は，「何もしないから大丈夫だよ」と声をかけるなど，**安心感を与えるように接してあげることが重要です．**

⑤症例

> 79歳男性．臨床診断はレビー小体型認知症（DLB）．もの忘れを主訴に，本人と妻でA病院を受診．合併症は，8年前前立腺肥大手術．33歳当時肺結核で左上葉切除．認知症の家族歴なし．妻と同居．現病歴は，2年前より，家族よりもの忘れを指摘されることがあった．その頃から動作がゆっくりになってきた．近医でADとされ，ドネペジル（アリセプト®）が処方された．旅行先で転倒したことを覚えていないことを家族が不安に思い，1週間後にA病院を受診した．妻は明らかな歩行障害はないと言った．また，もの忘れとしては以前得意だった数字や電話番号を最近は忘れやすいということだった．話をよく聞くと，幻が時々見えるとのことだった．診察所見では，病歴の陳述はゆっくりであるがほとんど正確で，妻が言うほどのもの忘れはないように見えた．HDS-Rは24/30，見当識は正常．言葉（梅，犬，自動車）の遅延再生は5点/6点とそれほど悪くない

---

*22 MIBGは生体内でノルアドレナリンと同様の働きをする物質であり，^{123}I-MIBGを静脈注射すると心臓に分布する交感神経終末に取りこまれるため，ガンマカメラ検査により定量評価，H/M比（心臓と上縦隔の集積比）の評価ができる．早期像で2.0低下であると，パーキンソン病またはレビー小体型認知症の可能性が高い．
*23 パーキンソン病の脳内で減少する神経伝達物質のドパミンの前駆物質．パーキンソン病の治療薬として用いられる．少量投与することで，レビー小体型認知症の運動機能障害を改善させる．
*24 漢方薬の一つ．神経の高ぶりに効果があるという．もともと小児の夜なき，小児疳症に使われていた．

が，5つの物品の記銘は2/5点であり，乖離して低下しており，視覚性記憶の低下の特徴があった．幻覚はなし．保続症状もなし．仮面様顔貌を認めた．両上肢の変換運動は可能だが，軽度の速度の低下を認めた．筋固縮，静止時振戦はなかったが，後方への易転倒性を認めた．

【MRI所見（図4）】すべて正常範囲で萎縮や異常信号を認めなかった．

【脳血流SPECT 3DSSP所見】後頭葉，楔前部，頭頂葉，前頭葉の一部の血流低下が明らかであり，小脳，脳幹は相対的に血流上昇していた．SPECTではDLBまたはパーキンソン病の認知症合併例などが考えられ，ADと進行性核上性麻痺（progressive supranuclear palsy : PSP）は否定された．

【MIBG心筋シンチグラム検査（図5）】H/M比[*22]が1.46と高度に低下していることからDLBで特徴的な交感神経節後神経の障害を認めた．

【経過】上記所見からADではなくDLBと診断した．初診後も近医からのアリセプト®は継続としたが，その後数か月で運動機能は急速に悪化し，パーキンソニズムが明

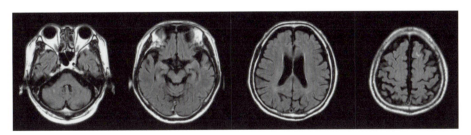

図4　レビー小体型認知症のMRI所見

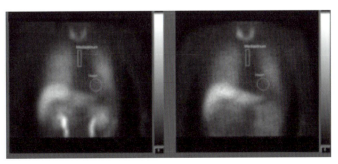

図5　MIBG心筋シンチグラム検査

らかとなったため，DLBの診断が正しいと確認された．ADLを最適化し運動機能の低下を改善するために，幻覚が強くならない程度のごく少量のレボドパの処方と理学療法，作業療法を行った．この結果，運動機能はやや改善した．しかし，運動量が増えたため，転倒の機会が増えた．7か月後には幻覚がやや増え，被害妄想が出現したが，ADLは自立していた．家族に対して十分な病状説明をする中で，DLBとともに生きていく本人を応援する体制ができ，被害妄想が消失したため，中核症状というよりBPSDと考えた．1年後，常に誰かが会話している声が聞こえるという幻聴が出現してきたため，セロクエル[*25]25mg 1錠を頓用で追加した．初診から1年半後，刺激がないと意識レベルが低下していく傾向が認められた．介護保険のデイサービスを利用するようになったが，転倒しやすくなり，実際に転倒を繰り返したため，実用歩行は不能となった．両上肢の巧緻性の低下もあり，初診から3年後に身体障害者1級となった．全経過でMSW，理学療法士，作業療法士，言語聴覚士が関わり，リハビリを併用した．

【神経心理検査等】（発症4年後）HDS-R10/30と低下，日時，場所見当識，計算，逆唱，語想起，視覚記銘に障害がある．MMSE13/30と低下，FAB[*26]（frontal assessment battery）5/18と低下．傾眠傾向がある．妻に迷惑をかけているという悲観的発言と不安感が強い．パーキンソン病としての運動機能は傾眠傾向のない時間帯で，UPDRS[*27]（Part Ⅲ）69/108点だった．

血管性認知症（vascular dementia：VaD）
①症状

　VaDは脳血管障害による認知症で，虚血や出血などの発症に対応して悪化するものです．血管障害の局所神経症状を伴う特徴があります．中核症状は，部位に依存した運動機能障害に加え，記憶力低下や自発性低下などの，まだら認知症となります．

[*25]統合失調症の治療薬で抗ドパミン作用および抗セロトニン作用などを持つ．一般名クエチアピン．鎮静作用もありパーキンソン症状などを起こしにくいためDLBなどの認知症の不穏，妄想，不眠に対して用いられることがある．糖尿病や肥満のリスクを上昇させるため，慎重に使用する必要がある．
[*26]言語や行動レベルでの前頭葉機能障害を評価する尺度で類似性，語の流暢性（語頭音指示），運動系列，葛藤指示，Go/No-Go，把握行動を評価する．0〜18で高ければ前頭葉機能が正常と考える
[*27]Unified Parkinson's disease rating scaleというパーキンソン病統一スケールのこと．標準化された臨床評価として使用される．6つのパートに分かれている．臨床家による運動機能評価としてPart Ⅲが頻用されている．数字が少ないほど症状は軽い．

②病理

多発梗塞性認知症（multi infarct dementia），認知機能障害に係わる部位の単一病変によるもの（strategic single infarct dementia），ラクナ梗塞[*28]や白質病変，脳出血，微小出血（microbleeds）などの細動脈硬化症，脳アミロイド血管症などを含む小血管病性認知症（small vessel disease with dementia），低灌流性認知症[*29]，出血性認知症など多様です．

③診断方法

VaDにはNINDS-AIREN 診断基準[*30]があります．基本的に認知機能障害が存在して，画像上の脳血管障害に部位的，時間的に因果関係があることが診断上重要です．このため病歴と神経学的診察によって認知機能評価と局所神経症状を確認し，脳画像検査によって脳血管障害の評価を行います．

④治療

VaDの治療では，脳血管障害の原因を検査し，高血圧，糖尿病などの内科的管理と悪化時に，脳血管障害としてのリハビリ介入が重要です．脳血管障害の再発予防を行い，同時にほかの認知症と同様に，症状に応じて本人を尊重した肯定的ケアを行うことでBPSDを予防します．

前頭側頭葉変性症（frontotemporal lobar degeneration：FTLD）

①症状

FTLDは，行動障害型の前頭側頭型認知症（behavioral variant frontotemporal dementia：bvFTD），失語症型の進行性非流暢性失語（progressive non-fluent aphasia：PNFA），意味性認知症（semantic dementia：SD）に分けられます．FTLDにはdementiaという語がないですが，いずれも認知症です．これらはADに比べて，記憶，視空間認知などが障害されにくいため，日常生活動作は一応遂行可能です．

FTDは，症状がはっきりとしない段階から潜行性発症していると考えられます．FTDでは，以下に挙げる①〜③の症状のいくつかが目立つことが特徴です．①や③の症状が強い場合には，介護者は患者さんから目が離せなくなります．

[*28] 穿通枝と呼ばれる細い脳動脈に起こる直径15mm未満の小さい梗塞．
[*29] 脳血液循環の慢性的な循環不全により引き起こされる認知症．
[*30] 米国国立神経疾患・脳卒中研究所などが作成する脳血管性認知症の診断基準．

> ①脱抑制症状として，習慣的な規則を無視する，わが道を行く行動が認められ，「社会的対人行動の障害」ともいわれます．
> ②同じ動作や行動パターンに固執し，興味や関心がないものには見向きもしない症状が認められ，「自己行動の調節障害」ともいわれます．この常同行動には毎日同じ時間に決められたルートで歩く，特定の食べ物に固執する．何を聞いても同じ語句を答える滞続言語などがあります．
> ③相手の感情への理解がなく，自らの感情表出が乏しくなる，「情意鈍麻」と呼ばれる症状が起きます．

　PNFAは，発話に障害が出ます．動詞を間違えて使う，文章の構造を単純化するなどの失文法，「時計(とけい)」を「ほけい」と言うなど音の一部を間違える音韻性錯語，物の名前が言えなくなる症状のほか，吃音，復唱の障害，読字の障害，書字の障害なども見られます．PNFAでは，人格変化や行動障害はあまり認められません．

　SDでは，言葉の意味の理解と物品を同定することが難しくなります．流暢な発話でも，言葉に内容が伴わず，呼称の障害，錯語症状もでます．人の顔がわからなくなる相貌失認，物品を見てもその名称だけでなく使い方がわからない失認も伴います．本人は混乱するため，人格変化，行動障害のように見えることがあります．

②病理

　いずれのタイプも，神経細胞の中に存在する異常タウタンパクが蓄積するタウオパチーと，それ以外に分けられます．タウオパチー以外ではTDP-43プロテイノパチー[*31]が重要です．

③診断方法

　FTDでは家族や知人から性格変化や行動面の異常の有無を，PNFA, SDでは失語症の評価を行います．画像検査では，頭部MRI（VSRAD法を含む）により前頭葉，側頭葉の萎縮を，脳血流SPECTでは早期からFTDでは前頭葉，PNFA, SDでは対応する言語野での血流低下を認めます．いずれも神経心理学的評価が重要です．

[*31] 筋萎縮性側索硬化症の原因タンパクであるが，前頭側頭葉変性症でも異常タンパクとして出現することがわかり，幅広く，神経変性の原因となることがわかった．このため，TDP-43タンパクによる疾患群として，特別に呼ばれるようになった．

④治療

　FTDでは，行動変化により介護が困難になる場合，例えば本人の趣味，常同行動を日課に組み込むなど，症状の特徴である常同性や固執傾向を逆に利用することによって介護しやすくなる場合があります．中核症状に対する薬物療法はありませんので，中核症状を理解し，本人を支援することで，BPSDを最小限にします．SDでは，本人も混乱し不安状態にあるため，安心できるようにケアを行います．脱抑制[*32]，常同行動などに対して抗精神病薬，コリンエステラーゼ阻害薬を投与しても効果はほとんど期待できません．

⑤症例

　　78歳男性．臨床診断は前頭側頭葉変性症のPNFA．主訴は，言葉が出にくく，最近は全く発声もせず，うまく書くこともできないというもの．本人，妻と娘で来院．合併症として高脂血症，糖尿病，高血圧にて診療所に通院．8年前，除雪中に転倒して頭部打撲の既往歴がある．認知症の家族歴なし．妻と長男夫婦，孫3人を含め7人で暮らしている．現病歴は3年前頃，すぐに言葉がでないため近所の方から少しおかしいのではと指摘されることがあり，その後，徐々に言葉が出にくいことを，家人が気づいた．来院時はまったく発話がない状態となった．明らかな発症日時はなかった．最近一つのことに集中してしまい，周りが見えていないようなことがある．家人の言うことは日常生活上問題なく理解できた．四肢の麻痺や手指の巧緻性の障害を認めず，歩行障害などはまったくなかった．脳外科，耳鼻科の近医を受診したが，診断確定できず，家族は納得できなかった．日常生活では言語機能以外に症状はないが，家族との言語コミュニケーションができなくなり，焦燥感が出てきたため受診した．診察所見では，性格は温和で協力的であり，言語的指示には従えた．ジェスチャーを使えば，難しい言語的な質問のYES/NOが正解できた．難しい口頭命令も可能．手指，歩行などの運動障害を認めなかった．神経心理検査では発話できないため，本人に書字をしてもらったが，文章にはならず，単語も「クスリ」と書くところを「クリス」と書いてしまう錯書を認めた．口腔顔面失行評価[*33]では，舌打ち，咳嗽（がいそう），息

[*32]衝動や感情を抑えることができない状態で，通常前頭葉機能障害が原因となる．
[*33]麻痺がないにもかかわらず，口笛をふく，舌打ちをするといった指示された動作ができなくなる．観念運動失行が口腔顔面領域に起きる場合をいう．

吹きともに困難だった．発話は大変努力性だったが，構音のひずみが顕著で，適切な構音は困難だった．標準失語症検査では，単語理解と口頭命令は正常範囲だった．単文の理解，仮名の理解は少しだけ悪かった．話す機能はまったく不能だった．漢字と短文の理解はほぼ正常だった．仮名（かな）の理解はやや悪かった．書字は仮名1文字の書き取りは可能で，仮名単語の書き取りは軽度に障害されていた．音韻性錯書[*34]を認めた．漢字単語の書き取りは不能だった．WAIS-R[*35]の言語性IQは不可能で，PIQ[*36]は81と低下していた．

【MRI所見】T1WIの冠状断で扁桃体，海馬の萎縮は目視でははっきりしない（図6A，B）．左のシルビウス裂は右よりも開大しており，左側頭葉から前頭葉にかけて，やや萎縮があると判断できる（図6C，D）．iNPH（特発性正常圧水頭症）を疑わせる所見はなし．FLAIRでは虚血病巣は認められない（図6C）．脳挫傷や硬膜下血腫の所見なし．MRAでは明らかな狭窄は認めない（図6E）．

【脳血流SPECTの3D-SSP所見】3DSSP解析によりSPECTの正常被験者と比較した．本例では左半球中心に中心前後回，前運動野，前頭眼野，前頭前野，ブローカ野，ウェルニッケ野，前部帯状回，視床の血流低下を認めた．失語症症状に一致した血流低下と考えられた．

【経過】来院時には，どうして良いかわからない焦燥感や不安症はあったが，虐待などにもならず，BPSDに進展していなかった．症状と各種検査所見から，前頭側頭葉

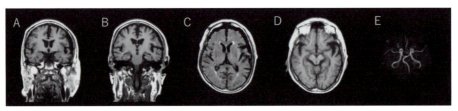

図6 前頭側頭葉変性症のMRI所見

[*34] 物品に呼称をしてもらう時，「めがね」を「めまめ」と言ったりすることを音韻性錯語というが書字の場合は音韻性錯書という．
[*35] WAIS-R（Wechsler Adult Intelligence Scale-Revised）は16歳から74歳の成人用の知能検査で，2006年6月に全面改定されWAIS-IIIに切り替わった．
[*36] WAIS-R，WAIS-IIIなどのウェクスラー式知能検査では，言語性IQ（VIQ），動作性IQ（PIQ），合成得点による全検査IQ（FSIQ）3つのIQを得ることができる．

変性症のPNFAと診断した．家族がこの疾患の中核症状の特徴を捉えて，よりよく本人の生活のサポートをしながら，前頭側頭葉変性症とともに生きる患者である父（夫）を受け入れて支援ができるように面談を繰り返すことにした．担当者として，MSW，外来看護師，主治医，言語聴覚士が関わった．今後介護保険を申請するにあたり，地域包括ケアセンターのケアマネジャーと連携しつつ，診療所の主治医と相談して，在宅生活がスムーズになるように支援を続けた結果，家族からは「患者とのつきあい方，支援の仕方を理解できた」との言葉が聞かれた．本人や家族の笑顔も見られたため，外来診療はとりあえず終了として，診療所医師に継続診療を依頼した．6か月後または症状変化時に再来ということにした．

その他

①特発性正常圧水頭症

正常圧水頭症とは，腰椎穿刺での髄液圧は正常範囲であるにもかかわらず，脳室が拡大し，歩行障害，認知障害，排尿障害の三徴候の内の一つ以上を呈する症候群です．くも膜下出血，髄膜炎などに続発する二次性正常圧水頭症は含まれません．このため，特発性正常圧水頭症（idiopathic normal pressure hydrocephalus：iNPH）といいます．iNPHの認知機能障害には，注意障害や思考速度の低下などの前頭葉機能障害が強いですが，記憶機能の障害も起きます．無関心，不安などの症状も合併します．症状と頭部CTやMRIでの特徴的所見からiNPHを疑います．iNPHは「治療可能な認知症（treatable dementia）」であり，タップテスト（脊髄液を腰椎穿刺で30mL採取した後に，症状の歩行障害と認知機能障害の改善効果を評価する）により手術適応を判断し，脳室腹腔シャント（V-Pシャント）または，腰部くも膜下腔シャント（L-Pシャント）手術を行うことで改善効果が期待できます．

②ハンチントン病

ハンチントン病は，ハンチントン遺伝子の異常により生じる常染色体優性遺伝の疾患で，不随意運動を呈することから，以前はハンチントン舞踏病とも呼ばれていました．病気の初期には，落ち着きがない，行儀が悪くなった，動きが鈍くなったと見られることが多いですが，思考の柔軟性・構築障害[*37]，注意力の低下，衝動性な

[*37] 一つのまとまりのある思考を構築する能力の障害．

どの認知機能障害や，人格の変化，抑うつ，不安，興奮なども認められます．不随意運動は，ジストニアやアテトーゼ，ミオクローヌス，振戦（しんせん）*19 も合併します．ハンチントン病の確定診断は遺伝子検査によって行われます．家系内に遺伝子検査で診断確定している方がいれば，臨床症状だけでほぼ確実となります．不随意運動のコントロールに対してはテトラベナジン*38 が有効です．根本治療法はないため，うつ症状，不安症状への対症的薬物療法を試みます．人格障害，衝動性，興奮に対する抗精神病薬の効果はほとんど期待できません．ただし，実際のところ，多くの症状はBPSDであるため，本人を肯定する心理ケアや家族カウンセリングは有効です．このため，指定難病の認定，身体障害者手帳の交付などの支援制度によって本人だけでなく，家族を支援する体制を構築することが重要です．

参考文献
1) 日本認知症学会 編：認知症テキストブック，中外医学社，2008．
2) 神経症候群（第2版）II，日本臨床別冊，日本臨牀社，2014．
3) 知っておきたい認知症の臨床と画像，臨床放射線，55巻11号（臨増），2010．
4) 認知症関連6学会（日本神経学会，日本神経治療学会，日本精神神経学会，日本認知症学会，日本老年医学会，日本老年精神医学会）編：認知症疾患診療ガイドライン（案）2017, 2016．https://www.jsnt.gr.jp/Public_comment/index.html

---

*38 ハンチントン病の不随運動を軽減するための治療薬として承認されている．販売名はコレアジン®錠．

参考資料 認知症高齢者の日常生活自立度

ランク	判断基準	見られる症状・行動の例
Ⅰ	何らかの認知症を有するが，日常生活は家庭内及び社会的にほぼ自立している．	
Ⅱ	日常生活に支障を来すような症状・行動や意思疎通の困難さが多少見られても，誰かが注意していれば自立できる．	
Ⅱa	家庭外で上記Ⅱの状態がみられる．	たびたび道に迷うとか，買物や事務，金銭管理などそれまでできたことにミスが目立つ等
Ⅱb	家庭内でも上記Ⅱの状態が見られる．	服薬管理ができない，電話の応対や訪問者との対応など一人で留守番ができない等
Ⅲ	日常生活に支障を来すような症状・行動や意思疎通の困難さが見られ，介護を必要とする．	
Ⅲa	日中を中心として上記Ⅲの状態が見られる．	着替え，食事，排便，排尿が上手にできない，時間がかかる．やたらに物を口に入れる，物を拾い集める，徘徊，失禁，大声・奇声をあげる，火の不始末，不潔行為，性的異常行為等
Ⅲb	夜間を中心として上記Ⅲの状態が見られる．	ランクⅢaに同じ
Ⅳ	日常生活に支障を来すような症状・行動や意思疎通の困難さが頻繁に見られ，常に介護を必要とする．	ランクⅢに同じ
M	著しい精神症状や問題行動あるいは重篤な身体疾患が見られ，専門医療を必要とする．	せん妄，妄想，興奮，自傷・他害等の精神症状や精神症状に起因する問題行動が継続する状態等

（厚生労働省：要介護認定　認定調査員テキスト2009年改訂版，2012より転載）

2. 認知症ケアの倫理と法

　ここでは，最初に，本書のテーマである「倫理」とは何であるのか，なぜ「倫理原則」が大切なものであるのかを説明します．次に，倫理と，本書のもう一つのテーマである法との関係について説明します．最後に，医療や医学研究の中で培われてきた四つの倫理原則を，本書のケースと関連づけながら説明します．（［　］内は本書の対応するケースを表します．）

倫理について

　そもそも倫理とは何でしょうか．ひょっとしたら，「倫理」という言葉を聞いただけで，「難しそう」と拒否反応を起こしてしまう人もいるかもしれません．しかし倫理は，人がともに住む社会にはなくてはならないものです．このことを，「自然」や「自然法則」という言葉を用いて，説明していきます．

　さまざまな物からなる自然が秩序をもっていることを，私たちは知っています．投げられた石は決まった軌道を描いて落ちますし，鉄は決まった温度で溶けます．それではこうした秩序は，どのようにして成り立っているのでしょうか．この問いに対して答えを与えてくれるのが，自然法則です．つまり自然は，法則に従うことで秩序だったものになるのです．同じように，人間の社会にも秩序はあります．社会は，そこに住む人たちが一定の仕方で振る舞うことにより，秩序だったものになるのです．この秩序が「倫理」や「道徳」と呼ばれるものです．そして倫理という秩序もまた，倫理原則という法則と密接に結びついています．代表的なものとしては，「人を殺してはいけない」「他人の物を盗んではいけない」「嘘をついてはならない」などが挙げられます．

　しかし，自然法則と倫理原則の間には，大きな違いもあります．一つ目は，倫理原則は「せよ」「べき」など，義務（命令）の形で表現されることです．人は，物とは異なり，原則から逸脱した形で，人を殺したり，物を盗んだりします．こうしたことを未然に防ぐために，倫理原則は義務の形で書かれる必要があるのです．二つ目は，倫理とい

う秩序は，原則だけで成り立っているわけではないということです．例えば，人に嘘をつかなければ誰かを助けられないなど，原則同士が対立する場面において，原則の限界は示されます．

　もちろんこうした対立を解決するために，より上位の原則に訴える可能性もあります．例えば，「関係者全体の幸福が最大化するように行為せよ」というのは，そうした上位の原則としてしばしば主張されます．しかし，認知症の人に対する身体拘束は，関係者全体の幸福を最大にするという点で望ましいにもかかわらず，不適切な場合はないでしょうか[Case8, p81]．もちろん私たちは，拘束は絶対にだめだと言うつもりはありません(それは再び，原則の機械的な適用に訴えていることになります)．拘束が適切かどうかは，最終的に一つひとつのケースを検討する中で，ケースバイケースで決めるしかなく，だからこそ本書は，ケースにもとづいて困難な問題を考えるスタイルを採用しているのです．

　たしかにこのようなアプローチには，原則にもとづいて解決するときの明確さは見られません．しかしケースバイケースで対応するからといって，導かれた解決が無秩序だと判断するのは早計です．本書のケースを見ていただければ明らかなように，原則の助けを借りながらも，ケースの違いに配慮し，関係する人たちの意見に耳を傾けることによって，秩序を生み出すことはできます．もちろんこの秩序は，物が作り出す秩序とは違います．倫理という秩序は，原則に盲従することによってではなく，わたしたちが立ち止まり，考えることを通じて示される——それゆえにまた，人間らしい——秩序なのです．

法と倫理

　法とは，いわば社会における規範(ルール)のことですが，そこにはさまざまな意味が含まれています．一般的に「法」といえば，立法府が制定する「法律」を指します．もっとも，実際に，法律を実効的なものとするためには，国の行政機関が，その法律で定められた目的や課題を実行するために，法律によって付与された権限に基づき定めた命令(規則)，さらに，自治体が定める条例や規則が必要です．このような法律や命令などを合わせて「法令」と呼びます．

広義の法と倫理の関係については，次の2つの代表的な見解があります．

> ①最小限の倫理を規定したものが法であり，倫理は法よりもさらに上位にある規範である．
> ②法は人の行動を刑罰などによって外から規制し，倫理は良心などの内面から規制する．

①は法と倫理のそれぞれが課す義務の範囲の違いに，②は義務を課す方法の違いに注目しています．以下，両者について説明します．

私たちが暮らしている社会では，法が強制力をもって人々の行動を規制できるのは，他人に危害などをおよぼす行為の抑止の場面に限られます．これを「他者危害〔を避ける〕原則」といいます．他者を傷つけたり殺めたりした場合には，傷害罪（刑法204条）や殺人罪（同199条）に問われ，有罪であれば刑に服さなければなりません．あるいは民法上の「不法行為」とみなされれば，損害賠償をしなければなりません（民法709条）．さらに，行政上の処分もあります．このように法が強制力を発動するのは，やってはならないことを抑止したり，それでも行った場合に，その責任を誰かに課するためです．それ以外は，できるだけ人々の自由を保障しようとします．その意味で，法は最低限の義務を定めています．

医療や介護に関して，すでに法律や細かい規制がたくさんあります．けれども，すべてが詳細かつ具体的に定められているわけではありません．現場の判断に委ねられている領域が広く存在します．もちろん，現場の判断に委ねるということは，現場で好き勝手に判断してもよいということではありません．医療や介護の理念には，人に危害を加えないことはもちろん，ケアを必要とする人々に積極的にケアを提供し，ウェルビーング（良い状態）をめざすことが含まれます．この目的を達成するためには，何が「よい良い」状態であり，そのためにどのようなケアが適切なのかをケースバイケースで慎重に考慮する必要があります．このとき求められるのが，倫理的配慮なのです．原則に従うだけでは不十分であるのと同じく，法に従うだけでも不十分です．

すでにこの説明から明らかなように，私たちには，法という外部のものに強制されなくとも，倫理的に振る舞う義務があります．それでは，この義務は，どこに由来するのでしょうか．伝統的にそれは，理性や良心といった，私たちの内部とされてき

ました．例えば，家の中で走り回り，大事な壺を割ってしまった子どもに対して，「胸に手を当ててよく考えてみなさい」と言うとき，私たちは，そうした内部を想定しています．しかし他方で，その子に対して，割れた壺を指さしながら，「自分が何をやったのかよく見てみなさい」と言うこともあります．この場合に義務は，なされた不正を適切に捉える感受性に由来し，それゆえに単純に「内部」と言い切れるわけではありません．ただ，いずれの立場をとるにせよ，法に書かれていること以上の倫理的配慮が求められるのです．

生命・医療倫理学の４原則

倫理原則のうち，人の命が関わる場面においては，どのような倫理原則が重要視されてきたのでしょうか．ここでは，1980年頃に，米国の哲学者であるトム・ビーチャムとジェイムズ・チルドレスによって定式化され，現在では日本でも広く知られている生命・医療倫理学の４原則を紹介します（ただし，自律尊重原則のうち，彼らが主張するのは「自己決定としての自律」であり，「反省としての自律」および「当人の思い」は含まれていません．この点については，後で改めて述べます）．

自律尊重原則

①反省としての自律

自律尊重原則とは，「個人の自律的選択を尊重せよ」というものです．しかし，「自律的選択」という表現も，「倫理」と同じく，多くの人にとっては聞き慣れない言葉です．医療の領域で「自律」と言えば，「自律神経」の方が身近であるかもしれません．そこでここでは，自律神経を出発点に，自律的選択を説明していきましょう．

自律神経とは，私たちの意志とは独立に働きます．しかも無秩序にではなく，独自の(生理学的な)ルールに従って働いています．例えば心臓は，自律神経の働きにより，私たちの考えとは関係なく，血液を体内へ規則的に送り出しています．同じく自律的選択も，「他者から独立している」，そして「独自のルールにもとづいている」という二つの特徴をもっています．例えば，糖尿病を患っている人が，入院治療よりも悪化のリスクのある通院治療を選ぶ場合を考えてみましょう．この人の選択が，周囲の強制によってなされたのではなく，「仕事に常に全力で取り組む」というその人自身のルールからなされるなら，この選択は自律的なものであると言えます．

もちろん，自律神経が従うルールと，人が選択をする際のルールは異なります．前者が人々の間で共通しているのに対して，後者は人によってさまざまです．それでは，選択をする際のルールは，どのようにして作られるのでしょうか．このとき必要とされるのが，「反省」という営みです．ここでの「反省」は，日常の言葉の使い方とは異なり，過去の自分の言動やありかたを省みるだけではなく，今後の人生を展望することも含みます．意識を自己自身に向け，自分とはどのような人間であるのかを振り返ることなのです．例えば，先ほどの患者が，「今までずっと仕事第一に頑張ってきたし，今も大事なプロジェクト抱えているんだよね．もし今ここで仕事を放り出したら，自分が自分じゃなくなっちゃうよ」と答える場合などに，反省は示されています．「仕事に常に全力で取り組む」というルールは，反省を通じて見出された自分を支えるものとして，確立されるのです．

　このようにして見いだされ確立された「自分」や，それを支えるルールは，医療や介護を含めたさまざまな決定において重要な役割を果たすだけでなく，私たちの人生にある種のまとまりをもたらしてくれます．そうした決定を，本書では「**反省にもとづく自律**」と呼び，自律にもとづくまとまりを「**人生の統一性**」と呼ぶことにします．例えば先の患者のルールは，彼の人生を，「仕事に生涯を捧げた人生」という物語へと形づくるかもしれません．しかし，反省にもとづく自律は，認知症の人において時として危うくなります．認知症の人の意向と，事前指示の形で示された，認知症になる前の意向が食い違う場合［Case14, p114］などは，人生の統一性が脅かされる一つの事例です．

②自己決定としての自律

　しかし，私たちは日々の選択で，人生のルールなどといったものを踏まえて判断しているでしょうか．反省にもとづく自律のみが尊重されるべき自律であるなら，多くの人の選択は尊重されなくてもよいことになるかもしれません．実のところ，4原則の提唱者であるビーチャムとチルドレスは，こうした事情を踏まえ，反省としての自律を，自律の理解としては狭すぎるとします．その代わりに彼らは，ある人の行為は，その人がやろうと思ってやったこと（意図的）であり，その行為によってどのような結果が生じるのかを理解しており，さらには，そうした事態が，ほかからの影響（説得，強制，操作）によって生じたのではないのであれば，その行為を自律的と

呼んでよいとしています．例えば先の患者の通院希望は，その人がそれを意図しており，どのような事態になるのか理解し，その意向が操作によって生じたのでないなら，それだけで自律的決定としては十分ということなのです．こうした自律を，本書では「**自己決定としての自律**」と呼び，そのための能力を「**判断能力**」と呼びます．

　自己決定としての自律にもとづくなら，反省としての自律では自律的と見なされなかった人も，その決定を尊重されるべき人と見なされます．もちろん，認知症の人の中には，こうした意味でも自律的と見なされない人がいるでしょう．しかし，このとき重要なのは，「この人は認知症なのだから，自己決定などできない」と，安易に判断していないかを考えてみることです．認知症ケアの現場で生じる問題の一つは，ケアする側のこうした思い込みに起因しています［Case12, p104／Case13, p109］．自律的であるかどうかは，判断する内容によっても変化します．ある人は，自分の遺産をどのように処分するのかに関しては自律的ではないかもしれませんが，自分が今後どこで過ごしたいのかに関しては自律的でありえます．ケアする人は，先の思い込みに囚われることなく，認知症の人に耳を傾けながら，その人の意向が，自律的なものであるのか，また，どのような意味で自律的であるのかを，慎重に考慮する必要があります．

③**本人の思い**

　それでは，上で述べたいずれの意味でも自律的と見なせない場合には，どうすればよいでしょうか．ここで気をつけなければならないのは，「自律的ではないのだから，その人の声に耳を傾けなくてもよい」という思い込みです．例えば，大井玄医師は，認知能力が中等度または重度に低下し，まわりからはもはや自律的ではないと思われている認知症の高齢者でも，自分の生存に直接かかわる事柄に関しては，「好き」「嫌い」を表明する力が最後まで保たれると指摘します．実際，大井医師が，認知症高齢者本人を対象に，胃瘻造設について尋ねる調査を実施したところ，約8割の人が即座に「イヤだ」と答えたそうです．もちろんこの「イヤだ」を，これまで述べてきた二つの自律と同一に考えることはできません．しかしだからといって，簡単に無視されてよいものではありません．ほかの入所者への添い寝［Case9, p87］や万引き［Case16, p130］など，問題行動を起こす背景にある患者の「思い」や「訴え」に踏み込むことが，認知症ケアでは求められます．

無危害原則

　この原則は,「他人に危害を加えてはいけない」というものです.危害を避けるべきものと見なしている点で,この原則は,法の基礎にある他者危害原則と共通しています.それゆえに,この原則にもとづいて禁止されることは,法的にも禁止されています.例えば,暴力である虐待［Case5, p60／Case17, p137］は,無危害原則に反するとともに,法律上も禁止されています.また,法律上禁止されている個人情報の漏洩も,無危害原則から説明することができます［Case6, p65／Case18, p144］.

　しかし,法律では明確に禁止されていなくても,無危害原則に反するゆえに,基本的には禁止されるべき行為もあります.身体拘束は,そうした行為の一つです.本書でも,徘徊をする認知症の人をベッドから出られないようにしたり［Case8, p81］,鎮静薬を飲ませて眠らせておくなど［Case11, p97］,身体拘束の事例を扱いますが,これらはいずれも,その人の能力を奪うという点において無危害原則に反します.

　さらに,危害は,身体的なものに限られないことも,忘れてはなりません.例えば,認知症の人に,認知症であることを伝えること自体が,相手に強いショックを与えるかもしれません［Case1, p34／Case3, p48］.また,子ども扱いするような言葉の使い方も,認知症の人の自尊心を深く傷つけるものです(Column3, p58参照).認知症の人の場合,自ら被害を適切に訴えることが難しい場合もあります.ケアする人は,自分たちの行為一つひとつが,相手に危害をあたえるものかどうかを,慎重に,複数の目で確認する必要があります.

善行原則

　この原則は,「他人の利益のために行為せよ」というものです.医療の世界では,「根治(完全に治すこと)」こそ,医療者が患者に与える利益であると考えられてきました.そのため,根治が見込めない認知症の人に対して,関心の薄い医療者も多いかもしれません［Case1, p34］.しかし,認知症の中には根治できるものもあります.また,根治できなくとも,早期に適切な対応することで,症状を緩和し,その進行を遅らせることが可能なものもあります.善行原則の観点からは,認知症の医学をしっかりと学ぶことが,認知症の人をケアする人に求められます.

　また,危害と同じように,利益にもさまざまなものがあります.例えば,胃瘻と口から食べることを比較した場合,栄養摂取の観点からは前者が望ましいかもしれま

せん.しかし,香りと彩りのよい料理を食べることには,「栄養摂取」では表現できない喜びがあります[Case13, p109].また,住み慣れた自宅で,愛する家族とともに過ごせるように調整することも,認知症の人に大きな利益をもたらすサポートです[Case7, p74].ケアに携わる人たちは,認知症の人にとっての利益を柔軟に捉える必要があります.

なお,積極的な行為を命じるこの原則は,無危害原則のように,法律と密接に結びついているわけではありません.しかし,認知症高齢者のように,弱い立場にある人は,周囲の積極的なサポートがなければ,深刻な事態に陥る可能性があります.そのため,高齢者虐待防止法では,「虐待を受けたと思われる高齢者に,生命又は身体に危険が生じている場合」には,通報という積極的な義務が課されることになります[Case5, p60／Case17, p137].認知症ケアに携わるケアスタッフは,法律によって自らにどのような義務が課されているのか,よく注意しておく必要があります.

正義原則

この原則を正確に理解するために,まずは「正義」という言葉を説明します.この言葉は,日本語では倫理(道徳)と同じものを意味するように思われます.「正義感が強い人」は,「倫理観が高い人」であり,「道徳心が強い人」なのではないでしょうか.しかし実のところ,「正義」には特別な意味があります.「正義の味方」という表現を使って,このことを明らかにしましょう.

正義の味方は,悪人の振る舞いによって苦しめられている人たちに代わり,悪人を倒します.無危害原則に反してまで彼らが悪人を倒すのは,バランスを重視しているからです.彼らは,悪人の行為によって崩れたバランスを,同じように悪人を苦しめることにより回復しているのです.ですから正義の味方は,「バランスの見方」と言い換えることもできるでしょう(これに対して,これまで述べてきた3つの原則は,バランスを重視しているわけではありません).

ところでバランスは,人々に何かが配られるときにも崩れることがあります.例えば家の掃除を,双子に分担させる場合を考えましょう.一見すると,双子で半分にすることがバランスのよい分け方のように思います.しかし実は,一人は現在立ち上がれない状態であり,他方は健康だったとします.このときには,健康な方に掃除のすべてを配分することがバランスのよい分け方ではないでしょうか.あるいは,

心臓移植を必要としている二人の患者に対して，移植できる心臓が一つしかない場合も，バランスが問われています．先の例では，病弱や健康といった点が注目されましたが，この場合にはどこに注目すればよいでしょうか．一方において，成功率，予後，年齢，待機時間などは適切なものに思われますし，人種，性別，信仰などは，不適切であると思われます．バランスよく配分するには何に着目すればよいのか，正義原則のもとで問われているのです．この意味での正義は，日本語の「公平」や「公正」に近いと言えるでしょう．

　認知症ケアをめぐっても，正義原則はさまざまな形で問題になります．例えば，昼夜逆転をし，異常行動をする認知症の人に対して，施設が鎮静薬を投与したり退所を要求することは，公平な扱いでしょうか[Case11, p97]．一見すると，成功率にもとづいて一人を後回しにすることと，昼夜逆転や異常行動にもとづいて退所を迫ることには，何も違いがないように思われます．しかし，認知症の人に対するこうした扱いの背景には，認知症の人を，「何もわからない人」「どうしようもない人」と見なす偏見が潜んでいるかもしれません．そうだとすれば，施設の対応は，人種にもとづく対応と同じく，問題を含んでいます．もちろん，いわゆる「問題行動」を起こす人に対しては，異なる対応が必要です．しかし，異なる対応とは，「その人に合わせたケア」を意味するのであって，その人の切り捨てであってはなりません．

　とはいえ，「その人に合わせたケア」が，施設や家族に負担をもたらすものであった場合はどうでしょうか．上述の臓器移植の事例では，心臓は一つしかない稀少なものだったので，一人をいわば切り捨てざるを得ませんでした．同じように，施設のスタッフが稀少なものであるなら，問題行動をする人を切り捨てることもやむをえないように思えます．しかし本当に，切り捨てなければならない状況でしょうか．「人がいない」「忙しい」という言葉によって，考えること，工夫することを止めてしまってはいないでしょうか．こうした思考停止状態から抜け出すためにも，関係者による話し合いが大切になります．

原則の対立にどのようにアプローチするか

すでに述べたように，こうした原則や規則を学んだだけで，倫理の問題を解決できるわけではありません．むしろ，認知症ケアを含む，医療や介護の現場では，原則どうしの対立がしばしば生じます．例えば，ひもで縛るなどの拘束は，当人の意向に反する，能力を奪うという点では，自律尊重原則や無危害原則に反しますが，転倒などの危害を未然に防ぐという点では善行原則に適っています．

このような板挟み状態になったとき，多くの人は，「拘束をして，能力を犠牲にして安全を確保するか，危険はあるが，拘束をせずに当人の願い通りにするか，どちらをとればよいのか」と問うかもしれません．しかし本書では，このような問い方はしません．むしろ，もっとも望ましいのは，いずれの原則も守られることですから，「どのようにすれば，拘束をせず，同時に安全を確保できるか」という形で，ケースにアプローチします．

もちろんこうした方法がいつでもうまくいくとは限りません．しかし，「あれかこれか」という態度は，ケースの複雑さや，そこでこそ示される解決へのヒントに，自ら目を閉ざすことです．拘束をせずに安全を確保する方法は，一人ひとりの状態によって異なってきます．例えば，ある人は，施設では徘徊を繰り返すものの，自宅に戻ったときには落ち着いていられるかもしれませんし，別の人は，長年愛用してきた絵の道具を探して歩いているのかもしれません．こうした個別の事情をきめ細かく考慮することが，解決への第一歩なのです．

もちろん，個別の事情をふまえた場合，対応の方法もさまざまになります．自宅で落ち着くのであれば，自宅にいる時間を長くする工夫が必要でしょうし，絵の道具が必要であれば，当人のそばに置いておくことも考えられるでしょう．そして，こうした対応をするためにこそ，家族，医師，ソーシャルワーカー，ケアマネジャー，作業療法士など，多くの関係者の協力が不可欠なのです．専門職であることは，すべてを一人でやることを意味しません．むしろ，必要なときに関係者と相談できる能力こそが，認知症ケアでは求められるのです．

参考文献
1) トム・L・ビーチャム，ジェイムズ・F・チルドレス：生命医学倫理，麗澤大学出版会，2009．
2) 大井 玄：呆けたカントに「理性」はあるか，新潮社，2015．

ケーススタディ

Case 1 認知症の症状が現れている高齢者が主治医に「大丈夫だ」と言われたとき

Key Words
早期発見・早期対応，かかりつけ医，認知症専門医，認知症初期集中支援チーム

私（40歳，女性）は地域包括支援センターの保健師です．3か月ほど前，「同居の義母が認知症になったのではないか」との電話相談がありました．「同居の義母」とはコイズミさん（82歳，女性）という方で，最近，急にもの忘れがひどくなり，わけもなく怒りだすことも多くなったというのです．食事をしたことも忘れてしまったり，毎日何かを探していたりするそうです．また，排泄の失敗を隠すようになり，箪笥の中に汚れた下着が隠してあり，長男の妻が心配になって電話をしてきたのです．長男の妻はコイズミさんに受診を勧めたそうですが，「バカにするのか！」とどなって，怒りだしてしまったため，途方に暮れていました．

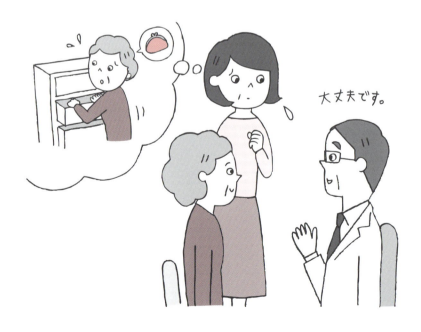

case 1

　私は，認知症の早期発見・早期対応は大切なので，まずはかかりつけ医に相談するようアドバイスしました．
　ある日，長男の妻より電話がありました．

> 長男の妻：いつも義母をみて診てくれる先生に相談したんですけど，もの忘れは年相応で，まだ大丈夫といわれてしまいました．
> 　私　　：先生にもの忘れの状況や日常生活の様子を詳しく話しましたか？
> 長男の妻：それが……，診察室に入ったら義母は急に先生の質問にもしっかり受け答えして，昔の話もきちんとできたんです．先生は「おばあちゃんは相変わらずしっかりもんだね！　どこもおかしくないですね」といったので，私はなにもいえなくなってしまって．看護師さんにそれとなく伝えてはあったんですけど，「年相応だから問題ないよ．心配し過ぎじゃないの」といわれてしまいました．
> 　私　　：そうですか．日常生活では特に困ったことはないのですか．
> 長男の妻：3か月前より，悪くなってきた気がします．

　私は，どのように対応していけばよいか困ってしまいました．

考えてみよう！

Q1 私はかかりつけ医に相談（受診）を勧めましたが，これでよかったのでしょうか？ ほかにどんな方法があったでしょうか？

Q2 医師の対応はこれでよかったでしょうか？

Q3 家族は今後どうすればよいでしょうか？

1 認知症の早期発見・早期対応のメリット，その倫理的意義

　認知症の初期段階での対応は，その後の経過に大きく影響します．「最近へんなことばかりする」と家族が不審に思い，本人を責める言動をとると，本人はますます不安になり，また，それを否定しようとして，いっそうかたくなになることがあります．その結果，BPSD（行動・心理症状）が生じることになります．BPSDが生じると，本人はもちろん，家族や医療・介護職などがケアする上で大きな困難が生じます．反対に，症状が出ないうちに認知症の人への適切な対応を周りの人がとることで，認知症の人は家庭や地域の中で見守られながら，これまでのように暮らしていくことができるようになります．

　認知症にはさまざまな種類や個人差があるため，早期発見が早期治療に直結しない場合もありますが，認知症と診断されることで，周りの対応を変えることができます．早期発見を早期対応につなげることで，本人の自律を尊重し，本人のウェルネス（健康・福利）と安全を確保して，「その人らしい」暮らしを支えていくことになります．

　認知症は一般に，完全に治癒することはできませんが，「慢性硬膜下血腫」や「正常圧水頭症」のように，早期診断をして治療をすれば，治せるものもあります．反対に，早期に発見して適切な治療をしないと悪化する「レビー小体型認知症」もあります．認知症の進行抑制のためにも，早めの対応が重要です．その意味でも，「私」がまずはかかりつけ医への診察を受けることを勧めたのは適切でした．2016年度の診療報酬の改定によって「認知症地域包括診療料・加算」が新設され，複数疾患がある認知症患者に対する主治医の機能がいっそう重要になってきました．

　しかし，残念ながら，本ケースの主治医は，診察室でのコイズミさんの様子だけをみて，必要な診断を行いませんでした．「異変」について本人が気づいていないことでも，一緒に暮らしている家族が気づいていることもよくあります．認知症であるか否かを医師が判断する際も，家族のそうした気づきは重要な判断材料になります．現在問題となっている行動や状況や症状は何か，いつから，どのようなきっかけで，それが現れたのかなど，経過について，家族が医師にできるだけ詳しく伝えることが大事です．本人のいるところでは話にくいこともありますので，受診を申し込む

際に，事前に医師や看護師に状況を伝えておくことも一つの方法です．長男の妻から相談を受けたときに，「私」がそのようなアドバイスをしておくとよかったと思われます．

　現在，認知症の人と家族への「早期支援」を促進するために，「認知症初期集中支援チーム」の設置が進められています．複数の専門職からなるこのチームは，家族の訴えなどにより，認知症が疑われる人や認知症の人，およびその家族を訪問し，観察と評価を行い，家族支援などの初期の支援を包括的かつ集中的に行って，自立生活をサポートします．現在，モデル事業として展開されていますが，2018年度にはすべての市区町村で実施することが国の方針となっています．このチームが整備されたなら，本ケースのような場合，これの活用も考えられます．チームは必要に応じて，主治医との連携も行います．

❷ かかりつけ医の認知症対応力の向上は喫緊の課題

　今回の場合，家族が，感じている異変を医師へ詳細に伝えていれば，医師は必要な検査を行ったかもしれません．しかし，そもそもこのかかりつけ医は，認知症について十分に理解していなかった可能性もあります．というのも，認知症の人は受診や要介護認定調査の際に，いつも以上にはりきって，「しゃきっとする」ことがよくあるので，診察室での表面的な様子だけで認知症か否かの判断はできないからです．医師はそれぞれ専門とする診療科をもっていますので，認知症について適切な診断ができない場合は，それを専門とする医療機関を紹介するなどの対応をしなければなりません．

　近年の医療改革によって主治医の機能が重視される中で，「認知症では？」という疑問がある人に最初に対応する医師の役割は極めて重要です．そのクリニックがどの診療科を専門とするかにかかわらず，さまざまな主疾患をもって受診する患者の多くが高齢者であり，その多くが認知症でもあるという時代になってきました．どの診療科であるかにかかわらず，すべての医師，すべての医療職が，認知症について適切な理解をもつことが喫緊の課題となっています．「かかりつけ医認知症対応力向上研修」や「認知症サポート医養成研修」はそうした意味で非常に重要です．

　認知症疾患医療センターは周辺症状や身体合併症に対応できる専門医療を提供し，

認知症に関する啓発活動と住民からの相談に応え，地域の医療や介護の連携に資することを目的に運営されています．認知症サポート医をはじめ，かかりつけ医と連携しているため，受診の際には紹介状（情報提供書）を作成してもらい，受診するとよいでしょう．2014年度からは診療所型認知症疾患医療センターが運営され，より身近な場所で専門的医療を受けることが可能となりました．

医師は医学的な適応に基づいて治療にあたりますが，認知症に対しては，狭義の医学的判断だけでは不十分です．生活面をも含む広い視点をもつことが重要です．認知症と診断した場合には，本人および家族に対して，今後の暮らしぶりなどについて適切な助言を丁寧に行い，状況によっては地域の認知症疾患医療センターと連携する必要があります．

3 家族の対応と，家族への支援

本ケースのような場合には，主治医に再度状況を説明し，診てもらい，必要に応じて，認知症専門医などを紹介してもらいましょう．その結果，認知症と診断された場合には，家族は，認知症はどういう疾患で，どのような症状がいつごろから現れてくるのか，どんな対応が適切なのかなどについて，専門の医師からよく説明を受けておきましょう．また介護の専門職も，本人が「その人らしい」自律した暮らしをできるだけ長く続けられるよう，本人と家族を支援しましょう．

認知症であるという診断は，本人にも家族にも大きな不安を与えます．本人にとっても，家族にとっても，その事実を受け入れることは，決して優しいことではありません．認知症の診断がつくまでの間，本人自身が最も不安を感じることも事実です．適切な対応と見守りと支援で，これまでの生活が可能であることを説明し，安心感を与え，新しい事態に向きあっていけるよう支援する必要があります．

具体的には，ケアマネジャーを紹介して，介護認定を受け，ケアプランを立ててもらう，あるいは，家にこもらないように認知症カフェ（column1, p40）や，認知症の家族の会などに出向くようアドバイスします．社会参加は認知症の進行の抑制になるだけではなく，人々の中で自律的な生を営み続けるうえで重要です．

> ### 考え方と対応の **POINT**

1. 認知症が疑われるときは,早めに専門医の診断を受け,適切な対応とケアができるようにしましょう.認知症の**早期発見・早期対応**によって,本人の自律を尊重した,穏やかな生活をできるだけ維持していける可能性がひらけます.

2. すべての医師や医療者は認知症について理解を深め,認知症の人に適切な対応ができるようにならなければなりません.認知症について理解を深めるための教育や研修が,認知症疾患医療センターを中心に国民レベルで取り組まれています.影響力の大きい医療職はそうした研修に率先して取り組む必要があります.

3. 認知症と診断された人とその家族への必要な支援とケアの体制を速やかに整えるようにしましょう.**早期対応**は本人および家族の生活の質の維持・向上のために重要です.

参考文献
1) 新井平伊 総合監修:認知症予防テキストブック,日本早期認知症学会,2015.
2) 国立長寿医療研究センター:平成27年度認知症初期集中支援チーム員研修テキスト,2015.

Column 1

認知症カフェとは何か

　厚生労働省は，新しい認知症施策「新オレンジプラン」(2015年)のなかで，認知症カフェの推進を掲げています．認知症カフェには，認知症の人やその家族だけではなく，認知症ではないかと不安に思う人や，認知症を予防したい人，さらには，認知症について知りたいと思っている人などが集います．カフェで働くボランティアは，医療や介護，心理の専門職，家族介護の経験者，認知症についての研修を受けた市民などです．カフェでは，参加者同士の交流はもちろん，専門家によるミニレクチャーなど，さまざまなイベントが開催されます．

　認知症カフェに期待されていることの一つは，家族などケアする人の介護負担の軽減です．カフェに参加している間は，専門家を含めた運営スタッフが，認知症の人をケアします．その間に，カフェで得られる知識により，日頃のケアを改善するきっかけが得られるかもしれません．

　また，認知症カフェは，認知症の人自身にもかけがえのない場となります．同じ境遇にある人とのつながりは，認知症の人にとって大きな支えになるでしょう．また，本人が希望すれば，ボランティアとしてカフェの運営に参画する可能性もあります．日頃ケアを受けることが多いなか，人の役に立つことができるという実感は，かけがえのないものになります．

　さらに，カフェには，市民ボランティアを含めたさまざまな人が集まります．こうした人たちがカフェを通じて得た知識を広めることにより，認知症の人やケアする人たちが暮らしやすい地域社会の実現が期待できます．

　現在，認知症カフェは，新オレンジプランのもと，地方自治体の委託事業という形で急速に増えています．今後は，委託期間が終わったあとも，継続してカフェを運営するための仕組みを考えていく必要があります．

Case 2 若年性認知症と診断された夫への告知に悩む妻

Key Words
若年性認知症，告知，ダブルケア，職場の理解

私（30歳，女性）は，総合病院で働くソーシャルワーカーです．最近受診したウチダさん（48歳，男性）のことで困っています．ウチダさんには，妻と高校生，中学生の2人の子供がいます．3年ほど前から，勤務先で小さな失敗をくり返すようになり，自宅でもふさぎ込むことが多くなりました．妻はウチダさんに受診を勧めましたが，「少し疲れているだけだから」といって，病院に行こうとはしませんでした．

ところがその後，ウチダさんは職場で大切な約束を忘れるなど，大きなミスが目立つようになってきました．そのため上司から，「このままだと業務遂行に支障が出るから，病院に行って診てもらってこい」といわれ，ようやく受診することになりました．他院を受診した結果，「うつ病」と診断され，休職して療養することになりました．

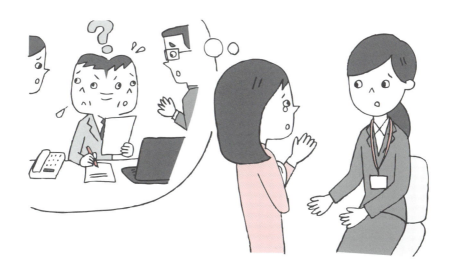

しかし，休職して自宅で過ごしても，症状の進行は止まりませんでした．ウチダさんは，お店でなにを買いにきたのかわからなくなったり，子供の名前が思い出せない状態のため，先日，当院のもの忘れ外来を訪れました．検査の結果，ウチダさんは若年性アルツハイマー型認知症（日常生活自立度Ⅱb）と診断されましたが，妻は，夫に知らせる前に相談をしたいと連絡をしてきました．

> 妻：夫のもの忘れがひどく，認知症ではないかと思って受診したのですが，実際そうだとわかると急に不安になってしまって……．夫が受けとめられるのか，これからどうやって生計を立てていけばいいのか……．
> 私：認知症は進行性の病気ですが，最近はよい薬もあり，進行を遅らせることができるようになってきています．ご主人の今後のことを考えれば，病気についてきちんと説明して，治療をしていただくことが大切です．
> 妻：でも，遅らせるだけで，治すわけではないんですよね……．これから一人で家計を支えながら，育児と介護なんて……．

　妻は今後の生活に強い不安を感じ，泣きだしてしまいました．私からは，いろいろと説明をしたのですが，夫には知らせたくないというばかりです．

考えてみよう！

Q1 若年性認知症が疑われる人に対して，早めの受診を勧めたり，診断結果を告知したりすべきでしょうか？

Q2 若年性認知症の人に対して，どのような支援をすべきでしょうか？

Q3 若年性認知症の人の家族に対して，ソーシャルワーカーとして，どのような支援をすべきでしょうか？

case 2

 1　早めの受診と告知

　病名は，患者本人が自らの生き方を決定し，それをもとに医療を進めるうえで，とても大切な情報です．それゆえ医療者側は，基本的に，病名をはじめとした，自律・自己決定に必要な情報を提供する必要があります．

　しかも，ウチダさんの場合，告知を遅らせることは，本人に大きな不利益をもたらします．ウチダさんが発症している「若年性アルツハイマー型認知症」（18歳以上，65歳未満で発症する場合に，「若年性」と呼ばれる）は，特に症状の進行が速く，初期症状が現れてから重病化するまでの期間も短い傾向にあります．Case1（p34）で解説したように，このような場合，早期に診断を受け，早期に対応することが基本的に重要なのです．しかし，本人に病名を告げずにこうした対応をとることは，倫理的にも，現実的にも，大きな問題を抱えています．さらには，告知を受けないことによって，ウチダさんは，「うつ病の治療を受けているのになぜよくならないのだろうか」という不安を募らせることになってしまうかもしれません．

　たしかに，妻が述べるように，情報を提供することにより，ウチダさんが深刻な打撃を被る可能性はあります．若年性認知症は，患者がまだ現役時代に発症する場合が多いため，独自の困難があります．本人は「まだそんな年ではない」と思っているだけに，自分の病気を受け入れるのも困難です．しかし，早期発見・早期対応が早期絶望になるかどうかは，どのような情報をどのように伝えるのか，また，伝えた後にどのように支援するのかとも関係しています．病気についてわかりやすく説明するのはもちろんですが，ウチダさんが気にしていることに配慮しながら説明することが大切です．また，ウチダさんの家族が，いつでも質問できるような体制を整えることも必要です．

 2　産業医と連携し，職場で理解を得るよう努める

　たしかにウチダさんは，今後仕事の能力が徐々に低下し，やがて就労が困難になることが予想されます．しかし，周りの理解と配慮があれば，できる仕事を中心に，就労を継続することも可能です．主治医や産業医が本人とよく話しあい，業務の継続を支援する方策を考えましょう．それは，本人の生きがいにつながり，認知症の進

行を抑制することにもなります．そのためには，職場全体として，次のような取り組みが必要です．

- もの忘れなどが大きな問題に発展しないような配慮を上司や同僚が行う．
- 仕事の内容にもよりますが，症状にあわせた部署へ異動し，可能な仕事を受けもってもらう．
- 認知症についての適切な理解を職場で共有するための啓発活動（研修会など）に取り組む．

京都認知症総合対策推進計画（京都式オレンジプラン）では，めざすべき社会のあり方を，認知症の方を主語にした「10のアイ（私）メッセージ」としてまとめています．その中には，「私は，周囲のすべての人が，認知症について正しく理解してくれているので，人権や個性に十分な配慮がなされ，**できることは見守られ，できないことは支えられて，活動的にすごしています**」というメッセージが含まれています．ウチダさんの場合にも，本人が同じように言える状況を，さまざまな立場の人たちが力を出しあってつくっていくことが求められます．

3 家族への支援

一般に「認知症は高齢者の病気」と思われているため，家族も若年性認知症という病気を受け入れることができない場合が多くあります．ウチダさんの妻は「夫が受けとめられるか心配で……」と言っていますが，自分自身が事態を受け入れられないでいる可能性もあります．今後，家族が適切な介護と支援を展開していくためにも，さまざまな職種の専門家による支援が必要です．

そうした支援の一つとして，経済的問題への対応は重要です．患者が「一家の稼ぎ手」である場合は，経済的に厳しくなる場合が多いので，支援にかかわる専門家は，本人や家族の生活を支えるためのさまざまな制度を活用できるよう，それぞれの窓口や手続きについて情報提供しましょう．ウチダさんの症状によっては，障がい者の就労支援制度（障害者総合支援法，雇用関係制度），精神障害者保健福祉手帳などが利用可能です．また，全国健康保険協会（協会けんぽ）または健康保険組合など健康保険に加入している事業所に勤務している人には，傷病手当金が支給される可能

性があります．さらに，障害年金，医療費控除，高額療養費，高額介護サービス費，高額医療・高額介護合算療養費など，さまざまな支援制度を活用することも考えられます．専門家としてどのような助言をすべきか悩むときは，若年性認知症コールセンター（社会福祉法人 仁至会 認知症介護研究・研修大府センター）が開設されていますので，そこに相談したり，同センターのホームページに掲載されている事例を参考にするとよいでしょう．

　また，ウチダさんの妻自身に対する支援も欠かせません．夫や妻が若年性認知症を発症すると，妻または夫は，他方の介護と子育ての双方をしなければならないという**ダブルケア**の状況に直面します．このような状況の下では，介護する家族が疲弊して，うつ病を発症する率も高くなります．また，子供への配慮がおろそかになり，その心理面がみえにくくなり，子供が反抗的になったり，不登校になったりすることもあります．周囲で支える専門職は，ダブルケアを担う家族の負担を減らすために利用できる制度・サービスについて，しっかりと情報提供するようにしましょう．

　ダブルケアの問題は，社会全体の課題でもあります．その意味では，宅幼老所（地域共生型サービス）などの，世代縦断的な視点からの家族支援（地域の多世代が交流しながら，支えあうシステム）を構築していくことが求められています．

考え方と対応のPOINT

1. 認知症が疑われる場合には，早期の診断と対応が，本人や家族，職場のいずれにとっても重要です．そのためには，本人への告知が必要になりますが，告知の際には，告知後の支援も含めて，十分な配慮をしましょう．

2. 職場では，産業医などが本人とよく話しあい，本人の希望を踏まえて，任務の変更や業務形態の工夫などを行い，できるだけ長く就労できるよう支援し，本人の自律と社会参加を支えることが求められます．

3. 若年性認知症の人の家族は，経済上の問題やダブルケアという課題に直面しがちです．これらの問題を解決するためには，きめ細かい支援が求められます．

Column 2

認知症高齢者の社会参画

　デイサービスなどで，利用者が集団レクリエーションをする光景をよく見かけます．趣向をこらしたゲームがあったときなど，利用者が楽しそうな表情を見せることもよくあります．しかし同時に，子供じみていて参加したくないという声を，当の利用者から聞くこともまた珍しくありません．とくに，医療的には軽度の認知症と診断されているものの，普段の生活で身の周りのことを自分でする，元気もある高齢者にとって，レクリエーションの時間はどうしても物足りないのです．しかし，認知症との診断が下ったとたん，それまで家庭や地域でになっていた役割は解除され，ひたすら医療や介護の対象となってしまいます．当人にしてみれば，「何もしなくていいですよ」と気を遣（つか）われるだけの（まさにケアの対象でしかない）存在にされてしまうのです．そのことに本人が感じる不本意さは，これまであまり顧みられてこなかったのではないでしょうか．

　しかし，こうした高齢者もかかわる，ひと味違ったケアのあり方の模索が，現場で始まっています．具体例を紹介します．一つは秋田県能代市（旧 二ツ井町）の社会福祉法人二ツ井ふくし会の取り組みです．ここは山に囲まれた町で，特別養護老人ホームやショートステイ，デイサービスの利用者は，山にたけのこや山菜を採りに行った経験がある人がほとんどです．このたけのこや山菜を，地元のボランティアや法人の職員が採ってきて，それを施設の利用者も一緒に皮をむくなど下処理します．それはあとで料理され，みんなで食事の際にいただきます．すると認知症があり，普段はケアを受けるだけの人が，見違えるほど活き活きとして，職員も驚くほどの鮮やかな手さばきを見せるのです．その手際の良さは，若い職員が教えを受けるほどです．この地域では今も世代を超えて，若い人もたけのこ採りをして，旬の時期には食べるのを楽しんでいます．高齢者も若い人も，ともに親しむたけのこをめ

Column 2

ぐって，普段はケアの対象である高齢者が大活躍します．その姿を見て職員も，利用者をあらためて見直し，これまでとは違った視点から深く理解しようとするようです．

　もう一つの事例は，宮城県大崎市で在宅緩和ケアを手がける穂波の郷クリニックの「おっぴさんクラブ」です．宮城県の方言で，ひいおじいさん，ひいおばあさんのことを「おっぴさん」といい，90歳近いおっぴさんたちが，在宅緩和ケアの現場で，ボランティアとして大活躍しています．患者宅に訪問し，患者の話し相手や見守りをし，家の中の掃除など家事を手伝い，診療所でも来客にお茶を出したり，診療所が地域と連携して行う行事にも役割をもって参加するなど，活き活きしています．おっぴさんの子供世代にあたる患者のなかには，おっぴさんたちが訪問すると，自分の母親のようだと喜ぶ人もいます．

　こうしたおっぴさんのなかにも，医学的には認知症と診断される方がいます．普段はデイサービスにも通ったりしています．しかし社会のなかに，自分がになうことができる役割があることで，これだけ活き活きとした老いの可能性があるのです．もちろん診療所の職員もさりげなく，注意深く，おっぴさんたちを支えています．そうした支えは，集団レクリエーションに比べると，実は手間暇がかかり，気を遣うものかもしれません．しかも，介護の現場はどこも人手が足りないなど，余裕はありません．その点，集団レクリエーションや昼寝をさせ続ける方が，管理上は効率的で，リスクも小さくなります．しかしそれは，高齢者を「ケアの対象」という枠にはめ，管理を一方的に優先することかもしれません．むしろ，その人の人生の質，日々の生活の充実を考えたとき，その人がやれることをやること，その人が主役になれること，役割があることも，その人に対する気遣い（ケア）なのです．認知症の高齢者がもつ力を社会参画につなげることは，本人の自律を尊重する，より深いケアのあり方といえます．京都式オレンジプランは，それを「できることは見守られ，できないことは支えられて，活動的にすごしている」と表現しています．そうした模索は，今，いろいろなところで始まっています．

Case 3 相談者にMCI（軽度認知障害）の疑いがあるとき

Key Words
MCI（軽度認知障害），受診の勧め，本人の利益

私（36歳，男性）は，居宅介護支援事業所で働くケアマネジャーです．この事業所には，時々フクヤマさんという女性(79歳)が，相談をしにやって来ます．彼女には子供や親戚はなく，3年前に認知症の夫を亡くしてからは一人暮らしです．

そんなフクヤマさんが久しぶりに事業所に訪れたのは2か月前のことでした．「最近，少しもの忘れが出てきたようで，気になる」という内容の相談でした．フクヤマさんの自宅は山奥で，事業所から公共交通では1時間程度かかる不便な場所です．来所には自家用車を自分で運転してきます．街への買い物なども含め，家事全般や更衣など，日常生活行為は一人で営むことができているとのことでした（日常生活自立度はⅠ）．

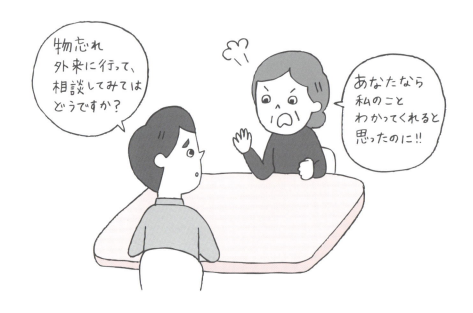

その日を境にフクヤマさんは，暇があれば事業所に来所するようになりました．事業所では同じ質問を毎回するようになりました．あるときは，老人会の会費を集める仕事でミスが多くなり，責任感の強いフクヤマさんにとっては精神的に不安な毎日を過ごしていると訴えることがありました．そこで，もの忘れ外来などへの受診を勧めてみたのですが……．

フクヤマさん：あなたは私を認知症扱いしようとしているんですか？
私：そんなつもりはありませんけど，もの忘れのために生活が大変なんじゃないですか？
フクヤマさん：時々もの忘れはあるけど，年相応でお父さん（夫）のようにひどくない！
私：それでも，念のためにかかりつけの医師からの紹介でもの忘れ外来などへ行って相談してみてはどうですか？
フクヤマさん：あなたなら私のことをわかってもらえると思っていたのに！

このように怒って興奮してしまいます．そのため，いつもフクヤマさんの気を静めてから帰宅させる始末です．毎回話が堂々めぐりの会話で頻繁に仕事の手を止められるため，私自身も困っています．

考えてみよう！

Q1 フクヤマさんをこのような状況のままにしておくと，どのような問題が起こりうるでしょうか？

Q2 フクヤマさんと介護に関する契約などを直接結んでいない私が，この場合，どこまで支援すべきでしょうか？

Q3 フクヤマさんの支援を具体的にどのようにしたらよいのでしょうか？

軽度認知障害（MCI）のその後の進行と，生じる問題とは？

　本ケースのフクヤマさんは，その状況からすると，軽度認知障害（MCI）となっている可能性が高いと思われます．多くの場合，MCIの段階では理解力・判断能力について大きな支障はありません．それにもかかわらず，受診を拒否するのは，MCIを認知症と勘違いしている高齢者が少なくないからです．まず，MCIと認知症との違いを理解してもらう必要があります．MCIという概念は，健常高齢者と認知症高齢者との境界状態と，将来認知症に移行する前段階という意味です．多くのMCIは「進行型」ですが，「非進行型」のMCIが存在することを伝える必要があります．結果的に，対象者が早期にMCIの診断を受け，適切な対策を行うことで，認知症の症状が最後まで現れずに済むケースもあります．それだけではなく，早期からケアについて本人に対して適切な助言や地域包括支援センターなどを巻き込んだ支援をすることで，たとえ認知症に移行しても，BPSD（行動・心理症状）出現の可能性を少なくすることが可能になります．こうした理解を促すことが適切な支援につながります．

　フクヤマさんが現在の生活を継続した場合，認知症へ移行していき，もの忘れや失敗が増えていきます．初めは，自分のしたことについてある程度の自覚があるため，取り繕うことができますが，失敗体験の増加により本人の苦悩は深くなります．さらに，記憶障害が生活に及ぼす影響に関して本人の自覚が少ないため，周囲の人との人間関係に摩擦が生じ，社会生活を営む上で困難が増していくと予想されます．軽いエピソード記憶（特定の日時や場所と関連した個人的経験に関する記憶）の障害が存在しても，手続き記憶（やり方やルールの記憶で，体で覚えた記憶）が保たれているレベルであれば，家族や他人のサポートを受けながら，日常生活に支障なく，自分のやるべき役割をまっとうすることも可能です．しかし，フクヤマさんの場合は単身生活であり，頼る親族なども存在しないため，そうしたサポートは期待できません．

　認知機能の低下による具体的な生活の不具合として，自動車の運転が困難なこと（Case15, p123参照），買い物や調理手順の支障が食生活や栄養状態に影響を及ぼすことなどが考えられます．また，銀行での振り込みなど，社会生活を営むために必要

とされる手続きに支障を来すことも考えられます．

　さらに，フクヤマさんは単身生活であるために客観的な中核症状の進行やBPSDの出現が見逃されるため，認知症への移行やそれ以後の進行が促進されてしまうことも考えられます．BPSDが出現すると，次のようなことが起きると指摘されています．

①本人の施設入所や救急対応のきっかけとなる．
②機能低下をもたらす．
③本人・介護者の生活の質の低下をもたらす．
④医療・介護費用の増大をもたらす．

2　MCIの高齢者に支援者としてどこまでかかわるのか？

　フクヤマさんの支援を考えた場合，「私」はフクヤマさんと仕事上の契約を結んだわけではなく，ただの知り合いであり，どこまでかかわることができるかは悩むところです．フクヤマさんが山間地に一人暮らしの高齢者であることから，認知症や障害の発生のリスクを考えると，医療・介護・保健の専門職としてだけでなく，地域住民としても，認知症について適切な理解を広げて，当事者が暮らしやすい環境にするために貢献する必要があります．それゆえ，支援者として早期発見・早期対応を考え，専門家への相談や受診を勧めることは当然の行為といえます．また，対人援助職として認知症に至るかどうかはっきりしないもの忘れの段階から，先を見越して的確に向き合うことは，対人援助の観点からみても意味があるといえます．

　しかし，フクヤマさんのように受診に難色を示す事例も少なくありません．ここでは，フクヤマさんの受診拒否を尊重すること（自律尊重原則）と，専門職として支援が必要と考える人に対して受診を勧めること（善行原則）との間でディレンマが生じています．MCIであることがすべて認知症の前駆段階ではなく，認知症に進行せずに長生きする人も多くいます．それだけに本人の意思を無視して，無理やり受診させることはできません．しかし，放置して，認知症に進行したことにより，日常生活状態が悪化する場合も多くあります．支援者側の論理で—パターナリズム的に—進めるのではなく，相手側に立った支援が基本であるといえます．

3 具体的な支援策

(1) もの忘れ外来の受診を拒否する理由を明確にする

　本ケースの場合,「なにに困っているのか」「どのようにしたいのか」など本人の訴えや意向を理解することはいうまでもありません.そのうえで,勧めた「もの忘れ外来」の受診を拒否している理由を明確にする必要があります.多くのMCIや初期の認知症の人が病院での受診を拒否する理由として,「精神疾患とみなされることへの抵抗」や「認知症という病名に対する否定的なイメージ」,高齢者であるため「診療時間や待ち時間の長さに苦痛を感じる」といったことが多く報告されています.一般的には,記憶力の低下が自覚されたとしても,精神疾患としての認知症の診断を認めたがらない傾向があります.また,高齢者では,晩年になって患うことへの拒否感が強く,外来に来ることに対しては抵抗が大きいといわれています.

(2) 今後の対処方法をともに考える

　今後の対処で最優先すべきは,当事者の意思を尊重することです.支援者として,MCIの段階での対応は,記憶障害による生活の困難を本人が自覚し始めた最初のタイミングという点で重要です.本人,家族が臨床症状を自覚するこのタイミングで,生活習慣をチェックして,ライフスタイルの再構築を勧めることも重要です.

　また,地域包括支援センターや認知症初期集中支援チームの活用,認知症カフェ(Column1, p40)の利用を視野に入れることも,当事者のさまざまな不安を解消するためには有効と思われます.

考え方と対応のPOINT

1 MCIは早期発見・早期診断・早期対応が原則です.それを実現するためには,医療・介護・保健の専門職としてだけでなく,地域住民(地域で働く者)としても,支援の必要性を認識しましょう.

2 MCIの早期診断については,パターナリズム的に医療機関への受診を勧めるのではなく,当事者の心情や意向を尊重し,本人側に立った勧め方をしましょう.また,診断のメリットとデメリットを考慮したうえで検討しましょう.

3 認知症に対する支援システムの活用を視野に入れた支援体制を構築しましょう.

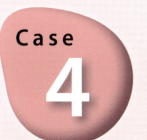

Case 4 自宅介護か施設介護か，家族間で療養場所の希望が異なるとき

 Key Words

もの盗られ妄想，意思の尊重，家族支援，地域での生活支援，多職種連携

私（35歳，女性）は，1年前にアルツハイマー型認知症と診断されたカトウさん（73歳，女性）の担当ケアマネジャーです．カトウさんは現在要介護2，認知症高齢者の日常生活自立度Ⅱaで，共働きの長男夫婦と中学生になる孫娘，主介護者である夫と自宅で暮らしています．家は二世帯住宅で，カトウさんと夫は1階に住み，長男夫婦には頼らず生活をしています．

カトウさんは，1年前からもの盗られ妄想と徘徊が始まり，夫の介護だけでは対応が困難になってきました．夫の話では，「良妻賢母」だったカトウさんは小学校の教諭を定年まで勤めた後，夫婦で旅行を楽しみ，最期は「畳の上で死ぬのが私の夢」といつも語っていたそうです．夫はそんな妻の希望に添いたいと強く希望し，週2日の通所介護，月2回の訪問看護と2泊3日程度のショートステイを利用しながら，なんとか自宅で介護を続けていました．ところがある日，長男から今後について相談にのってほしいと連絡が入り，面談をすることになりました．

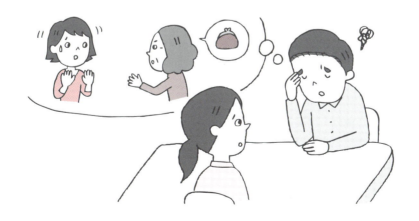

長男：実は最近父の体調が悪く，妻が手伝うことになったのですが，母親が妻を泥棒扱いし，すごくショックを受けてしまったんです．娘は受験生で妻もナーバスになっていて．このままでは家族の関係がおかしくなってしまいそうです．私としては，最期まで入所できる施設を探してほしいと思っているのですが．

私：施設への入所についてお父さん，お母さんはご承知ですか？

長男：いえ，母は元気な頃，死ぬならこの家でといっていたので，その希望をかなえたいと父はいっています．両親も大事ですが，私にとっては妻も娘も大切です．母に我慢してもらうしかないと思っています．

私：そうおっしゃるなら，施設の情報を集めておきますが，ご自宅で介護を続けるための情報も集めておきましょうか．

長男：いえ，けっこうです．少し強引でも，長男である私が話を進めていかないと，どんどん状況は悪くなります．

私：そうですか……．

　カトウさんと夫の気持ちを考えると，在宅で介護する方法の提案もできればと思うのですが，それ以上話をすることができませんでした．このまま，長男の希望だけを通すのも本来のマネジメントとは違うと思います．私は，どのように支援したらよいのか迷っています．

考えてみよう！

Q1 私は長男の意向に従い，カトウさんの施設入所に向けた支援をすべきでしょうか？

Q2 カトウさんが家で暮らし続けるためには，どのような工夫ができるでしょうか？

Q3 もし施設への入所という長男の意思が変わらない場合，どのような支援をしたらよいでしょうか？

1 本人の意思・気持ちを尊重する

　在宅介護の場合，本人の在宅生活継続のためには，介護者や同居家族の協力が欠かせません．そのため，ともすれば支援者も家族の意向を重視しがちとなります．しかし，カトウさんはかつて，「畳の上で死にたい」という明確な意思をもっていました．また，現在でも，長男が施設入所の話をすれば，何らかの拒否反応を示すことは十分に考えられます．たとえ認知症であっても，その人のかつての意思，その人の現在の気持ちが無視されてはなりません．それゆえ，母親には我慢してもらうしかないという長男の気持ちにのみ配慮することには問題があります．ケアマネジャーには，**まずは支援する利用者本人の意向にそって**，さまざまな社会資源を調整しながら支援していく努力が求められます．

　もちろん，本人の気持ちを最優先にすることが，いついかなるときも最善の選択だということにはなりません．在宅で介護を続けることが，家族に過剰な負担を強いるような場合，結果として本人に不利益をもたらす可能性があります．「認知症ケアの倫理と法」の項で述べたように，本人の意思を尊重することは，認知症の人をケアする際にも軽んじられるべきではありませんが，本人に危害を与えないという無危害原則も無視してはなりません．さまざまな倫理原則に目配りをしながら，個別のケースを詳細に検討することにより，最善の判断を導く必要があります．具体的な対応方法については項目③で触れることとします．

2 認知症の症状を適切に理解する

　もの盗られ妄想とは，認知症で起こりやすい被害妄想の一つです．記憶力や理解力の低下を一つの要因としています．特に認知症の初期は記憶障害についての自覚がなく，自分自身が忘れていることを認めることができません．探しているものがない場合に，「なくした」とか「置き忘れた」とかという考え方をせず，いきなり人にものを「盗られた」と確信するに至ることが特徴です．特に長時間介護をしている人，娘や嫁など，身近でなんでもいいやすい人が，しばしば妄想の対象とされます．こうした妄想の背景には，身近な人との人間関係をはじめとした環境の変化により，認知症の人に生じる不安や恐怖も関係しているといわれています．つまりものを盗ら

れたという訴えは，不安や恐怖の表れという側面もあるのです．

しかし，犯人扱いされた人は，ショックや憤りなど，負の感情に襲われるだけでなく，認知症の人の言動によって，近隣の人から犯人と誤解されるリスクもあります．そのため，本人の主張を否定して，間違いとか妄想だと指摘したくなるかもしれません．ただ，もの盗られ妄想への対応方法として大切なことは，本人の言い分を否定せず，受けとめる態度を示すことです．妄想だと指摘することは，本人をかえって興奮させることにつながります．強く説得したり，理屈で追いつめたりすることも，望ましい結果をもたらすとは思われません．

本ケースにおいて，長男がカトウさんの施設入所を希望するのは，カトウさんのもの盗られ妄想に強くショックを受けた妻を守ろうとしたためです．また受験生の娘を抱え，今までの普通の家庭生活を送ることができなくなり，先の見えない不安や疲労で混乱していると思われます．しかし，カトウさんの家族に，もの盗られ妄想の背景とその対応の仕方を理解してもらうことができれば，ショックや混乱が和らぎ，結果として，長男の入所意向は変わるかもしれません．まずは，カトウさんの様子を確認しながら，デイサービスやショートステイ，さらには長男による介護を増やすなどして，長男の妻が介護をする時間をできるだけ減らすことが必要です．こうしてできた時間を使って，家族がもの盗られ妄想のしくみとその対応方法について学習できるように支援しましょう．

3 関係者の気持ちを丁寧に汲み取る

しかし，上記のような対応をとったにもかかわらず，妻に対する妄想がおさまらず，当面の在宅生活をつなぐ支援が施せない場合には，施設入所という長男の意思は変わりそうにありません．このような場合，どのように対応すればよいでしょうか．本ケースのように本人や家族など関係者の意向に相違がある場合，基本に据えるのは介護を受ける本人の意思です．しかし，話し合いを進めるなかで，あからさまにどちらか一方の意向に重きを置くと，誰かのわだかまりを残し，ケアマネジャーに対する責任転嫁を引き起こす可能性もあります．

このような場合には，**それぞれの意向と理由について思いを表出していく場とプロセスをもつことが大切です**．こうしたプロセスの具体的な場としては，家族も含

めた多職種連携によるケア会議が考えられます．感情を一方的にぶつけあうのではなく，自らの意見を整理しながら相手に伝え，また，相手の意見にじっくりと耳を傾けるプロセスを通じて，最初は受け入れられなかった結論でも，やむを得ないとして納得することもあります．こうした話し合いを通じて，長男が，カトウさんの願いを十分に理解し，妻に代わって自らケアをすることを受け入れる可能性もあります．

　なお，家族は，ケアを続けるなかで，常にストレスや苦悩と隣り合わせです．「認知症の人と家族の会」の高見国生 代表理事は，認知症の人を介護する家族には，①心身の疲労，②家庭生活の混乱，③先行きの不安，④孤立無援の思い，という４つの苦しみがあるといっています．このような家族の苦労を少しでも軽減するためには，日頃からカトウさんのケアにかかわる人たちが話し合いをすることはもちろん，介護者同士の交流会への参加を促すことも有効な支援です．例えば，「認知症の人と家族の会」は，全国すべての都道府県に支部があり，交流会のほか，電話相談，会報の発行などの取り組みを行っています．

考え方と対応のPOINT

1 在宅看護の場合でも，介護を受ける人の気持ちを中心に，どのような支援が最も望ましいのかを考えましょう．

2 もの盗られ妄想など認知症に伴う症状を家族が理解し，症状を悪化させない対応法を学ぶことを支援しましょう．

3 関係者の意向が対立しているときには，会議を開き，それぞれの立場を丁寧に聴くプロセスを大事にしましょう．家族会への参加を促すことも支援の一つです．

参考文献
1) 長谷川和夫ほか 監：知っておきたい　認知症ケア最前線−理解と実践−，ぱーそん書房，2014．
2) 認知症ねっと：物盗られ妄想の原因と対応．https://info.ninchisho.net/symptom/s70
3) 高見国生：認知症と家族を支える団体．In：日本看護協会 編，認知症ケアガイドブック，p 229，照林社，2016．

Column 3

声の倫理性
―認知症の人とのよりよいコミュニケーションのために

　コミュニケーションにおいては,「何を」,「どのように」伝えるのかがポイントになります.「何を話すか」という内容について倫理的に考えることはもちろん大切ですが,忘れられがちなのが「どのように」伝えるかという面です.ここで特に大切なのは,声です.認知症の人とコミュニケーションを図る場合も,声の出し方・使い方に心を砕くことが求められます.クリスティーン・ブライデン(Christine Bryden)は,認知症を発症した状態で執筆した『私は私になっていく』において,次のように述べています.「記憶に残るのはあなたが何を言ったかではなく,どんなふうに話したか,ということだ.私達には感情はわかるが,話の筋道はわからない.」普段のコミュニケーションにおいては,伝えるべき内容に注意を向けるあまり,「どのように」という点は見落とされがちですが,認知症の人とのコミュニケーションは,この側面の重要性にあらためて気づかせてくれます.

　声の出し方・使い方で大切なのは,「優しい,低めの(落ち着いた)トーンの声ではっきりと話す」ことです.これを実践するためには,臍下丹田(せいかたんでん)を意識した深い呼吸(腹式呼吸),微笑む程度の柔らかな笑顔,額から声を出すような共鳴発声(「歌うように話す」発声法で,口蓋に声をあてる感覚)などを意識するとよいでしょう.認知症の人とのコミュニケーションは,一般のコミュニケーション以上に,「非言語コミュニケーション」が重要です(物を言います).明るい表情,優しい眼差し,柔らかい笑顔,温かい声,穏やかで落ち着いた口調,ゆったりとしたテンポ,親しみを込めたタッチング,真心からの手の差し伸べ方など,これらは皆,腹式呼吸と共鳴発声を心がけることによって,(心身の)連鎖反応のようにつながり,全身で相手を想う気持ちを

Column 3

表現できるようになります．そのことにより言葉の選び方も慎重になり，好ましいコミュニケーションが生まれます．

　なお，認知症の人に対し，幼子に接するような声掛けをしないように注意しましょう．たしかに，生活のさまざまな場面で他者に依存する点において，認知症の人と幼子は似ています．しかし，認知症の人は，すでに長い人生を歩んできたという点で，子どもとは異なります．子どもであるか大人であるかに関係なく，人として尊重することは大切ですが，尊重の仕方については，子どもと大人を区分することが必要です．高齢で認知症の人は，すでに長い人生を歩いてきた「人生の達人」です．そうした人たちを「ちゃん」をつけて呼んだり，友達のように話しかけたりすることは，自尊心や羞恥心への配慮を欠いているゆえに不適切です．適度な距離をとり，敬意をもって声を掛けるようにしましょう．

　これまで，どのようにして声を出すか，話しかけるかということについて述べてきましたが，これらを意識するようになると，相手の声にも興味・関心が向かいます．声にはさまざまな情報が含まれています．相手の声の出し方，使い方などから，その人の，そのときの思いや感情（楽しい，嬉しい，怖い，不安，悲しい，悔しいなど）をきき分け，受けとめることができます．そしてそれによって，その場に応じた声の出し方，話しかけ方を考えることができるのです．

　くり返しになりますが，声は，メッセージの単なる容れ物ではありません．声の出し方・使い方によって，相手を元気づけることも，傷つけることもできます．つまり声は，倫理と密接にかかわっているのです．今後は，相手を思いやる声の出し方・使い方を，身につけていれば望ましいスキルとしてではなく，必ず身につけなければならないスキルとして捉えていく必要があります．

Case 5 介護されている母親のあざを見つけたとき

Key Words
虐待，通報，当事者の気持ち，家族介護者への支援

　私（42歳，女性）は，居宅介護支援事業所に勤める経験4年目のケアマネジャーです．私の担当のキムラさん（78歳，女性）は，最近アルツハイマー型認知症（日常生活自立度Ⅱb）と診断され，要介護2の判定を受けました．キムラさんは，夫を10年ほど前にがんで亡くし，一人息子（56歳）と2人で暮らしています．息子の妻は，数年前に家を出ていったそうです．息子は，勤めていた会社が数年前に倒産した後は仕事がなく，母親の年金が唯一の収入源になっています．現在，キムラさんは週に1回デイサービスを利用し，息子が介護と家事をになっています．

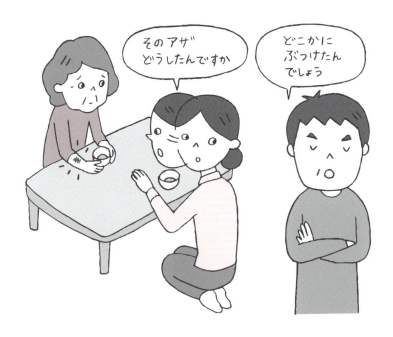

case 5

　本日，デイサービスの職員から，キムラさんの入浴時に新たに腕のあざを発見したと連絡がありました．以前にも何度かあざがみられていたようなので，心配になって自宅に様子を見に行きました．

> 私　　　：最近，お母さんの調子はいかがですか？ なにか困ったことはありませんか？
> 息子　　：言うこと聞かなくて困るんだよ．トイレを汚しちゃうし．
> 私　　　：それは大変ですね．あら，お母さんの腕のこのあざ，どうしたんですか？
> 息子　　：どこかにぶつけたんでしょう．よく転ぶし．
> 私　　　：キムラさん，この腕のあざはどうしたのー？ どこかにぶつけましたか？
> キムラさん：いや，ぶつけてないよ……．

　息子はぶっきらぼうなところもありますが，キムラさんのために家事や介護を一人で引き受けています．私は虐待を疑っていますが，下手に通報してキムラさんや息子との関係が悪化してしまうのではないかと悩んでいます．

考えてみよう！

Q1 息子は虐待を否定していますが，私はこのことを自治体の相談窓口などに通報するべきでしょうか？

Q2 キムラさんを守るために，どのような対応をすればよいでしょうか？

Q3 息子が母親を虐待しないよう，息子に対してどのような支援をしたらよいでしょうか？ 経済的な困窮から介護サービスを増やすことが難しい事情も含めて，認知症高齢者の虐待の背景と家族の支援について考えてみましょう．

1 虐待が疑われる場合の対応

　虐待には，さまざまなパターンや程度がありますが，ときに生命を危険にしたり，深刻な心理的ダメージを与えることもあります．虐待は人としての尊厳を傷つける行為ですので，それに気づいた専門職はまず，それを止めるよう対処しなければなりません．しかし，本ケースのように家族による虐待が疑われても，介護の負担も考慮し，なんとか今までの関係性を維持しながら介護者としての役割を担ってもらいたい場合には，通報などの介入をためらってしまうことが少なくありません．

　認知症の人に限定されませんが，いわゆる「高齢者虐待防止法」が2006年から施行されています．同法第1条では，この法律の目的が，「**高齢者の尊厳**」を保持するために虐待を防止し，それによって「**高齢者の権利利益の擁護に資すること**」にあるとされています．また，この法律は，老人福祉法や介護保険法に定められた施設や事業所の従事者（養介護施設従事者）からだけでなく，家庭で高齢者の世話を行う家族などからの虐待についても規定しています．

　また，虐待の基準については，同法第2条第4項および同第5項で，①**身体的虐待**，②**心理的虐待**，③**性的虐待**，④**介護放任・放棄**，⑤**経済的虐待**の5つの類型から具体的に定義されており，同法第7条では，養護者に虐待を受けたと思われる高齢者を発見した者は，速やかに市町村に通報する**通報義務**があるとされています．これは，緊急性が高くなくても負う努力義務です．

2 認知症の人の保護を検討するときに求められる視点

　認知症の人が虐待を受けた場合，虐待されているという自覚がなかったり，本人が虐待されていることを発信できないことがあります．また，家族は元気だった頃のように「しっかりしてほしい」との思いから，思わずきつくあたったり，感情的になって手をあげてしまうことがあります．それは家族の問題であり，他者に介入されることではないとの思いから，隠そうとする傾向が強くなります．家族による虐待は家庭という密室の中で生じるため，さらにエスカレートしていく危険性もあります．いつもと異なるシグナルをわずかでも感じ取ったら，専門職は速やかに対応する必要があります．

専門職にとって，認知症の人自身の暴力の問題と同様に，介護をする家族などによる認知症の人への暴力の問題は，その背景を含めて全体像を正確につかんだうえで，その原因を正しく理解しておくことが重要です．「加害者／被害者」という単純な二項対立ではなく，虐待者・被虐待者それぞれに帰される**個別の要因**と，彼らを取り巻く環境に帰される**社会的要因**を整理する視点をもつことが，助けとなります．

虐待の深刻さのレベルを判断する際には，高齢者がおかれた状況についての危機の深刻さのレベルに応じて，①すでに虐待が疑われる場合，②このままでは虐待に至る可能性がある場合，③虐待に至る前に事前に対処しておくべき場合の3つの段階で考えることができます．①と②の場合には，当事者の自覚の有無とは別に，専門職の介入が必要です．特に①の場合（キムラさんのケースも①に該当します）には，速やかに支援の手を差し伸べる必要があります．まずは各自治体が作成しているマニュアルやチェックリストにそって判断することが求められます．これ対して，③の場合には，虐待に至る前の予防という観点から，家族に対する負担の増加などの新しい状況を常に正確に把握していくことが求められます．

虐待が認定された場合は，まずは背景と全体像を把握し，本人や家族が望む今後の暮らしや支援への思いを確認していきます．緊急の介入が必要な場合は，ショートステイの利用など，息子から分離する機会をつくることも必要です．

3 認知症の人を介護する家族への支援のあり方

虐待をめぐる問題解決のためには，虐待する側へのケアや支援が必要な場合もあります．認知症の人の日々の行動は，家族のストレスになり得ます．そのストレスへの対応を検討することは，家族に対する支援として重要です．キムラさんのケースでは，収入源がキムラさんの年金のみで，息子にとっては経済的な基盤に不安があるので，息子への就労支援も視野に入れる必要があります．経済的に安定することで，介護負担の軽減や虐待防止を実現できる可能性があります．

介護者である家族との関係がどうしても改善されない場合，認知症の人が介護保険施設やグループホームなどに移り，別々に暮らす方向が模索されることになります．その場合は，世帯が分離されるため，収入のない息子は**生活困窮者自立支援法**や**生活保護法**の対象となる可能性が出てきます．キムラさんの「生命の保護」と「危害

を最小にする」（無危害原則）という観点から世帯分離を行った場合，「一緒に自宅で暮らしたい」というキムラさんと息子それぞれの思い（自律尊重原則）とで，倫理的な葛藤が生じる可能性があります．

　専門職は，本人やその家族の経済的状況を含む多様な状況に応じて，社会的資源の活用とともに，そのつど新たな連携の検討を行う必要があります．虐待が疑われる場合には，医療職や介護職など他の**専門職との連携とその調整**も不可欠です．この際にも，認知症の人や家族が自らの意思に基づき主体的に選択することがポイントです．

　認知症と診断された初期には，患者も家族もその現実を受けとめることは難しく，これまでとは異なる状況に翻弄されがちです．その後，デイサービスなどを利用できるようになっても，家族の不安が解消されるわけではありません．将来への不安や専門職の介入に対する精神的負担が生じることもあります．本人の認知症が虐待によってより悪化する傾向にあることを家族に理解してもらったうえで，家族が感じる不安や驚きといった思いを理解し**傾聴する姿勢**を保ちながら，家族の状況整理や意思表示のための支援を行うことが求められます．

考え方と対応のPOINT

1. 虐待がかかわる話し合いの際には，高齢者虐待防止法の類型にかかわらず，高齢者の尊厳・権利権益を守るために通報義務を果たし，必要な介入を行いましょう．

2. 虐待の背景を理解するためには，虐待者，被虐待者，環境のそれぞれの要因を整理する視点が大切です．また，認知症の人の病型や状態に応じた家族の支援を検討する視点を身につけておきましょう．

3. 専門職として，一人で問題を抱え込むのではなく，多職種との連携を含めて地域のネットワークを活用した対応が必要です．地域ネットワークの構築は職務として普段から意識しておくことが大切です．

参考文献
1) 日本認知症ケア学会編：認知症ケア事例ジャーナル，8（4），2016．
2) 永島 徹：必察！認知症ケア2 実践編，中央法規出版，2016．
3) 髙﨑絹子 監：実践から学ぶ高齢者虐待の対応と予防，日本看護協会出版会，2010．

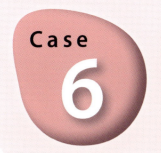

Case 6 認知症高齢者にGPS端末をつけるように言われたとき

  Key Words

徘徊，GPS端末（徘徊感知器），監視，自律，プライバシー

　私は，デイサービスセンターに勤務する生活相談員(30歳，男性)です．イデさん(75歳，男性)は，アルツハイマー型認知症と診断され(日常生活自立度Ⅲb)，3ヵ月前からデイサービスを利用するようになりました．イデさんは妻と二人暮らしで，認知症が発症してからも，妻が一人で介護をしていました．半年前から徘徊をするようになり，なんとか一人で自宅に帰れる状態でしたが，妻は心配で毎日一緒に出かけていました．ある日，妻が目を離した間にいなくなってしまい，1時間以上経っても帰らないため，警察に連絡して探してもらい，自宅近くで発見されるという出来事がありました．妻は地域包括支援センターに勧められ，要介護認定の申請をして，要介護2の認定を受け，デイサービスの利用を開始しました．

　デイサービスを利用し始めた頃は，拒否が強く「自宅に帰る」といってデイサービスの玄関でうろうろしていることがありましたが，最近はデイサービスにも慣れ，レクリエーションにも時々参加するようになりました．ところが，先日昼食後にイ

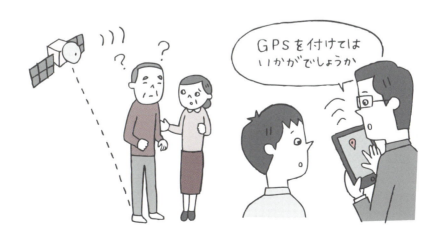

デさんの姿が見えなくなり，自宅に帰る道を一人で歩いているところを保護されました．無事に発見され大事には至りませんでしたが，施設ではイデさんへの対応方法について検討する会議が開かれました．

> 私　　　　：先日，イデさんが施設からいなくなってしまいました．幸い事故には至りませんでしたが，くり返される可能性がありますので，防止策を検討したいと思います．
> ケアワーカー：イデさんは，ふだんからかなり徘徊をしますし，今回は外にまで出て行ってしまいました．誰か一人が見守りをすればよいのでしょうが，人出が足りないため，難しいと思います．
> 私　　　　：玄関にチャイムをつけるとか，イデさんが過ごす場所を奥にするとか，工夫をします．
> 施設管理者：工夫をしても万全ではないでしょう．事故が起こったら怖いので，イデさんにGPS（全地球測位システム）をつけてもらったらどうでしょう．

職員からは，ケアの工夫で対応したいとの意見も出ましたが，結局，GPS端末をつけなければ利用させられないという結論になってしまいました．

考えてみよう！

Q1 イデさんの「徘徊」をどう受けとめたらよいでしょうか？　一般に「徘徊」という行動をどのように考え，「徘徊」をする高齢者に対してどのような配慮が必要でしょうか？

Q2 GPS端末をつけることのメリットと問題点について考えてみましょう．

Q3 高齢者の自立と自律の尊重と，入所者の安全を守るという施設の管理上の責任をどのように考えればよいでしょうか？

1 なぜ徘徊するのか？　本人の思いに耳を傾ける

「徘徊」とは，一般的に，目的もなくうろうろと歩きまわることを意味します．しかし，認知症の人の「徘徊」といわれる現象を，「あてもなく，何の目的も意味もない」ととらえることは適切でしょうか？　実のところ，認知症の人が歩きまわることには，それなりの目的や理由があります．

イデさんはデイサービスを利用し始めた頃，「自宅に帰る」といって，そこを去ろうとしました．おそらく不慣れな場所においては，自分が置かれた状況を適切に理解することができず，デイサービスにもなじめないため，落ち着く場ではなかったのだと思われます．イデさんはその後，職員の配慮や努力もあって，デイサービスになじんできたようですが，まだどこかに落ち着かなさや不安をいだいていたかもしれません．なぜ自宅に帰りたいのか，その思いを聴きとり，デイサービスの内容に不満があれば，それを解消するための改善の努力が必要です．

一般に，認知症の人の「徘徊」という現象にはさまざまなものがあります．イデさんのように記憶機能が低下するアルツハイマー型認知症などの場合には，ある目的をもって家を出たが，途中で道順がわからなくなったり，その目的を忘れたりすることがあります．なにをしようとしているのか，本人の思いに耳を傾け，その目的や理由をよく探り，対応方法を検討する必要があります．徘徊したことを叱られると，「ここは叱られる嫌な場所」という印象を強め，徘徊を助長することとなります．本人が安心していられる場所にするためのさまざまな努力や工夫が求められます．

前頭側頭葉変性症や前頭葉機能が低下した場合には，抑制機能や判断機能などに障害が出ますので，自分の思うままに行動することがあります（認知症の医学参照）．毎日ある時間になると家の中を歩きだすような決まった行動（常同行動）をとることがあります．外に出ることもありますが，道に迷うことは少なく，同じコースを歩いて帰ってきます．しかし，信号を無視するなどの危険が伴いますので，外出しそうになったら付き添いなどが必要になります．前頭側頭葉変性症などの場合は，専門の医師ともよく相談して対応した方がよいでしょう．

2 GPS端末をつけることのメリットと問題点

　施設における人手不足もあり，入居者の深夜の徘徊行動で対応に困った場合などに，GPS端末などを利用した位置情報端末（発信機）を高齢者に携帯してもらい，徘徊して行方がわからなくなったときにコールセンターやインターネットを通じて居場所を把握できるようなサービスが普及しています．これによって，行方がわからなくなったとき早期に居場所を把握して身の安全を確保できるなら，認知症の人自身および社会全体の安全が確保され，善行原則にかないます．本人を部屋や家に閉じ込めて自由を奪うことよりも，身体と行動の自由をある程度認めたうえでの処置であり，本人の自律を尊重していることにもなります．

　しかし，自分の居場所が家族や第三者に常時掌握されることは，監視され，プライバシーが侵害されているという印象を与えます．こうした事態を避けるためにも，GPSの装着は監視ではなく見守りであるとの理解に立って，本人および家族に，その意義をわかりやすく説明し，同意を得る必要があります．本人の理解力が十分ではない場合は，家族などによる代諾を得ます．しかし，その場合でも，本人の納得を得るよう可能な限り努める必要があります．

　ただし，GPS端末を持っていなければ，このシステムは機能しません．靴底に埋め込み型の端末も販売されていますが，別の履物で出かけることもあり得ます．水たまりに入ると故障する可能性もあります．GPS端末のシステムにも限界があることを顧慮しておかなければなりません．

3 自由と安全

　徘徊は本人が危険にさらされる行為でもあり，状況によっては社会にも危険を及ぼしかねない行為です．そのような危険を回避し，利用者の安全を守るための配慮はもちろん重要です．また，利用者の徘徊による事故などは施設側の安全管理責任を問われるため，その対策としてGPS端末を利用することも考えられます．しかし，GPS端末をつけることを施設利用の条件とすることは，施設側の安全管理責任を優先した対応です．本人の自由を抑圧したり，プライバシーを侵害することは許されません．高齢者の**自律や自己決定を尊重する**ことは，**高齢者の尊厳を守る**ことの重

要な内容です．本ケースで，生活相談員は「玄関にチャイムをつける」などをしたうえで，ケアの工夫でイデさんの自律をできるだけ尊重した対応をしたいと思っているようです．ところが，事故が起こったときの責任を重視する管理者の意向で，結局，GPS端末をつけなければ利用させられないという結論になってしまいました．

　本人の思いに添って「その人らしさ」を守ろうとする現場のスタッフの努力を励ますのが管理者の役割であって，管理責任を前面に出してそれを抑え込むのは，スタッフの士気を落とすことになります．「ケアの工夫で対応したい」というスタッフの思いを汲み上げ，ケアを改善する努力をさらに進めることが重要です．

　とはいえ，施設の努力だけでは限界があります．「徘徊」があっても大事に至らないような地域づくりが必要です．多くの自治体で，近所の商店や民生委員などの協力を得て，高齢者の見守り活動が展開されています．徘徊高齢者に対して声かけをし，見守り，保護していく実効力の高いしくみをつくりあげ，「徘徊はダメ」ではなく，「**安心して徘徊できる町づくり**」が社会全体でめざす目標になるでしょう．

　なお，徘徊によって事故が発生した場合の法的責任については，Column4（p70）およびColumn5（p72）を参照してください．

考え方と対応のPOINT

1. 認知症の人の「徘徊」を「何の目的も意味もない」ものととらえるのではなく，何をしようとしているのか，本人の思いに耳を傾け，その目的や理由を探り，ケアの改善に心がけましょう．

2. 「徘徊」には危険が伴うため，身の安全を確保する手段としてGPS端末の利用もあり得ますが，本人の自律を尊重し，プライバシーの侵害とならないような配慮が必要です．

3. 介護する家族や施設の努力だけではなく，「安心して徘徊できる町づくり」がめざす目標になります．

Column 4

認知症高齢者の徘徊による事故と家族の責任

　2012年12月7日の夕方,愛知県内にある鉄道の駅で,91歳の男性Aが線路に立ち入り,列車にひかれて死亡するという事故が起こりました.Aは,84歳で認知症を発症し,事故当時は「要介護4」に認定されるとともに,「認知症高齢者自立度Ⅳ」と判定されていました.Aは,妻Bと2人で暮らしていましたが,Bも「要介護1」に認定されていました.家族で相談した結果,長男Cの妻DがA・B夫婦の家の近くに単身で転居し,ホームヘルパーで,後日介護福祉士の資格も取得した三女Eと協力しながら介護を続けてきました.当日,Aは,Dが自宅玄関先で片付けをし,一緒にいたBがまどろんでいる間に外出,事故に遭ってしまったのです.

　鉄道会社は,妻のBと子のC・Eらが責任無能力者であるAの監督義務を怠ったことによって事故が発生し,列車の遅れなどが生じて営業上の損害をこうむったとして,民法714条（責任無能力者の監督者責任）に基づき,約720万円の損害賠償を求めて訴訟を提起しました.同条では,「責任無能力者を監督する法定の義務を負う者」（＝法定の監督義務者）が,その責任無能力者が第三者に加えた損害の賠償責任を代わりに負うと定めています.そこで,Bが,この「法定の監督義務者」にあたるか否かが争われました.

　2016年3月1日に,最高裁判所は,精神障がい者の（精神保健福祉法上の）保護者,成年後見人,または配偶者であるというだけで「法定の監督義務者」にあたるとはいえず,BはAに関する法定の監督義務者にはあたらないとする判決を下しました.ところがその一方で,「法定の監督義務者に該当しない者であっても,責任無能力者との身分関係や日常生活における接触状況に照らし,第三者に対する加害行為の防止に向けてその者が当該責任無能力者の監督を現に行いその態様が単なる事実上の監督を超えているなどその監

Column 4

督義務を引き受けたとみるべき特段の事情が認められる場合には，……法定の監督義務を負う者と同視してその者に対し民法714条に基づく損害賠償責任を問うことができる」としました．今回のケースでは，Bは自らも介護を受けていること，また，Cは同居せずに1か月に3回程度訪れていただけであることを理由に，それぞれ法定の監督義務者に準じる者にはあたらないとしています．

　もっとも，このような考え方をとると，とくに障がいなどのない妻や子が，認知症高齢者と同居して日常的に介護や財産管理などを行い，実際に監督していたような場合には，法定の監督義務者に準じる者として，当該高齢者の問題行動によって生じた損害の賠償責任を負う可能性があります．いわば，同居して一生懸命に介護をしている人ほど，このようなリスクに直面する可能性が高まるともいえるでしょう．そのため，今回の判決には，介護の現場に萎縮的効果をもたらすのではないかという懸念も示されています．

　それでは，認知症高齢者を日常的に介護する人は，どう行動すべきでしょうか．まずは，「事実上の監督義務者」にあたるとされることを想定し，認知症高齢者の徘徊を防止するために具体的な対策をとることが必要です．上記の最高裁判決を下した裁判官の1人は，認知症高齢者を見守り，かつ，外出時に付き添い，デイサービスを利用するなど，徘徊を防止するための体制を組めば，監督義務を怠ったことにはならないと指摘しています．

　また，監督義務違反があるとして損害賠償責任を負うことになった場合に対する備えも必要です．損害保険会社のなかには，今回の事故を受けて，認知症患者が徘徊して他者の生命・身体を害したり，物を壊したりした場合に補償をする損害保険を発売したところもあります（もっとも，今回のケースのように，列車が遅れて営業上の損害が発生した場合には補償されません）．

　とはいえ，やはり家族だけの対応には限界があります．ケアマネジャーなども含めて，実際に介護に携わる人たちが連携して，徘徊による他者への加害を防ぐための体制づくりを進めることが必要でしょう．

Column 5

認知症高齢者の徘徊による事故と施設の責任

　Column4では，認知症高齢者が徘徊したことによって事故が発生した場合における家族の責任について検討しました．それでは，施設に入所している認知症高齢者の徘徊によって事故が発生したら，その施設はどのような責任を問われるのでしょうか．一つの可能性は，損害賠償の責任です．実は近時，デイサービスセンターを利用していた認知症高齢者が徘徊して死亡した事故をめぐり，遺族が同センターを運営する社会福祉法人に対して損害賠償を求めて裁判を提起したところ，その責任を認めて約2,900万円の支払いを命じる判決が下されました（福岡地方裁判所2016年9月9日判決）．

　アルツハイマー型認知症で，徘徊癖のある女性A（76歳，要介護2）は，2014年1月のある日の昼，センターから抜け出して行方不明となり，3日後に約1.5㎞離れた畑の中で遺体となって発見されました．死因は低体温症（凍死）です．抜け出した日，センターには9人の職員がいましたが，時間帯だったので，4人が休憩をとり，5人で対応していました．また，センターのデイサービスエリアの正面入口には，人が出入りすると鈴が鳴る器具が設置されていましたが，Aは，施錠されていない非常口の扉から抜け出してしまったのです．抜け出す前には施設の職員に話しかけたりしていましたが，Aの行動を注視していた職員はいませんでした．

　裁判では，Aがセンターを抜け出して徘徊しないように，①運営法人がセンターの人的・物的整備をする義務，また，②職員がAの動静を見守る義務，さらに運営法人が職員を指導監督する義務の違反の有無が争われました．

　判決はまず，①の義務違反を否定しました．昼の時間帯でも5人の職員で利用者全体の動静の把握ができない状態であったとはいえず，また，正面入口以外に人の出入りを音で知らせる器具が未設置であったとしても，職員が

Column 5

適切に見守っていれば抜け出しは防止できたという理由からです．

むしろ問題は，抜け出しを防止できる体制があったにもかかわらず，実際にそれを発生させたことにあるとされました．それゆえ裁判所は，②の義務違反は認めています．職員は，Ａが椅子から立ち上がり，職員の前を歩いて非常口に向かった行動を，「抜け出すおそれのある危険な兆候として捉え，少なくとも，その行き先を目で追い，一定時間後の所在の確認を要する」状況であったのに，誰一人としてＡのそうした行動を注視しなかった．すなわち，Ａがセンターを抜け出して徘徊することがないように見守る注視義務に違反したという理由からです．さらに，職員がＡを容易に抜け出させたことは，運営法人が「職員に対する日常的な指導や監督が不徹底であったことを裏付けるもの」であって，同法人は相当の注意をもって職員を指導監督すべきであったのにそれを怠ったとしました．

この判決を前提にすれば，認知症高齢者が利用または入所する施設では，無断で抜け出して徘徊することがないように，職員が常に注意深く見守る必要があり，また，その施設の運営者は，職員に対してそのような対応をとるように十分な指導・監督を行う必要があることになります．また，判決は，見守りに必要な人数の職員がいたことを理由に，人的・物的整備の面での義務違反はないとしていますので，そうした面での責任を避けるために，施設は十分な職員を確保する，それができないなら出入り口を厳重に施錠するなど，管理体制の徹底が求められることになるでしょう．

しかし，介護の現場において，十分な職員を確保することは容易ではありません．また，管理体制の徹底は，認知症高齢者を施設に拘束することに等しく，決して望ましいことではありません．こうした事情を踏まえるなら，事故発生の防止やその事故による損害賠償の責任を，個々の施設にのみ負担させるのには限界があります．事故が発生する可能性があることを前提に，国などによる施設の人的・物的整備に対する支援の充実，さらに，被害者救済制度や施設向けの賠償責任保険制度の整備などの対策が望まれます．

Case 7 母親の退院先をめぐって精神障がい者の娘と意見が対立したとき

Key Words

精神障害，退院支援，家族支援

　私（50歳，女性）は総合病院の地域連携室の精神保健福祉士です．ヤナギダさん（80歳，女性）には糖尿病があり，2週間ほど前，高血糖と脱水による意識障害を起こし，本院に緊急入院しました．統合失調症で入院歴のある長女によると，ヤナギダさんは半年ほど前から認知症が悪化していたようです．入院当初はせん妄がみられ，昼夜にかかわらず大声を出し，徘徊をくり返すなどの行動がみられましたが，治療により病状が安定すると，「なんでこんなところにいなきゃいけないの？私は家に帰りたいの」としきりに訴えるようになりました．

　ヤナギダさんが自宅に戻った場合，長女との二人暮らしになります．現在，長女の症状はおおむね落ち着いていますが，時折「強力な有害電波が近所から出ている」といった訴えをすることがあります．長女は，通院する精神科医療機関からの訪問サポートを受けながら，家事のほとんどを行っていますが，ヤナギダさんの介護までは十分できていなかったようです．ヤナギダさんの持参薬を確認したところ，数か月分の残薬がありました．

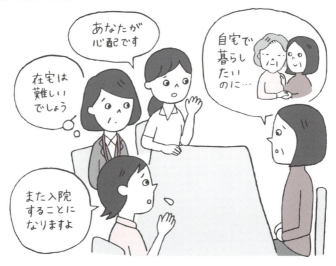

case 7

　ヤナギダさんの退院を控えたある日，私は，担当看護師，長女，長女を訪問している精神保健福祉士とともに，退院先について話をしました．

> 私　　：ヤナギダさんは認知症もあり，ご自分で食事や内服の管理をすることは難しそうです．高齢者施設への入所がよいのではないかと主治医は考えています．
> 長女　：母はいつも私に「早く家に戻りたい」と言っています．私も，ほがらかな母が家にいてくれないと寂しいです．私が頑張って面倒をみますので，自宅に退院させてください．
> 看護師：ヤナギダさんは認知症なので，これからは，お薬だけでなく，食事，水分，排泄など生活全般の管理をしないと，また入院することになりますよ．
> 精神保健福祉士：
> 　　　　認知症の介護は並大抵のことではありませんよ．介護ストレスであなたが再発される危険もあります．
> 長女　：みなさん私では介護できないとおっしゃりたいんですか？　母も私も自宅での生活を望んでいるのに……．

退院先をどこに設定して調整するべきか，私は迷ってしまいました．

考えてみよう！

Q1 医療職側は，ヤナギダさんの在宅での生活は難しいと判断していますが，その背景にはどのような懸念があるのでしょうか？　また，そうした懸念は適切でしょうか？

Q2 本ケースのように，認知症のある高齢者が，精神障害などがある家族の介護を受けながら，自宅での生活を継続するために，どのような工夫が可能でしょうか？

Q3 自宅に退院したあと，再びヤナギダさんの病状が悪化した場合，どのような生活の場が考えられるでしょうか？

1 医療職の「懸念」の背景にあるものを考える

　医療職が，ヤナギダさんが自宅へ戻るのに難色を示すのは，在宅での介護が，ヤナギダさんの状態に悪影響を及ぼすのではないかと懸念しているからです．こうした懸念は，ヤナギダさん自身が，認知症のために，自らの病状の悪化を予防することが困難であると考えられること，また，長女が精神疾患などにより十分な判断能力，ケア能力をもつか疑われることから生じています．ヤナギダさんに危害が及ぶのを防ごうとしている点で，医療職の態度は，善行原則に適ったものであるといえます．

　しかし，こうした懸念には十分な根拠があるでしょうか．たしかに入院する前，ヤナギダさんは自ら服薬を管理することができませんでしたが，入院後の治療により，現在は状態が安定しています．単に認知症というだけで，「どうせできない」と決めつけるのではなく，現在のヤナギダさんの状態でなにをどこまでできるのか，まずは冷静に考える必要があります．

　たしかに，現在のヤナギダさんの状態では，長女による介護が必要になる可能性は十分にあります．しかし，ここでもまた，医療職は，本人や家族に関する部分的な知識や思い込みに基づいて，「精神疾患のある家族が在宅ケアなんてとても無理だ」「あの認知機能と判断力では難しい」という判断を下しているのかもしれません．例えば，「感情鈍麻」で型にはまった行動をくり返すと思われていた人が，淡々と必要な介護をこなすこともあります．精神疾患のある家族が親の介護という新しい役割を担うことでめざましい回復をみせる事例も報告されています．

2 支援のあり方を工夫することで，当人の意向を尊重する

　もちろん，ヤナギダさんと長女が自宅で過ごすためには，今後，これまで以上のサポートが必要となるでしょう．しかも，その場合でさえ，再入院の危険は消えません．それならば，自律尊重原則の観点からは問題でも，施設に移した方が，善行原則に適っていると考えられるかもしれません．しかし，ヤナギダさんが自宅で過ごせるように支援をすることは，自律を尊重するだけにとどまらず，支援の中身を工夫することによって，施設以上の利益をもたらす可能性もあります．「自律か善行か」という二者択一ではなく，自律と善行が両立する支援のあり方を考えるのが基本です．

ヤナギダさんと長女に対する支援を検討する場としては，退院前のカンファレンスが大切になります．患者や家族はもちろんですが，本ケースのように，ケアする家族自身も支援を受けていることがあらかじめわかっている場合には，家族の支援者にもカンファレンスに参加してもらい，連携体制を構築することが重要です．そうしたなかで，ヤナギダさんの生活課題を支援する体制を整えましょう．例えば，介護保険を申請し，訪問看護や訪問介護を利用しながら，服薬管理や食生活のサポートを依頼することはできるでしょう．その際，長女の支援者である精神保健福祉士は，ケアマネジャーとも連携をはかり，介護が長女に過度の負担にならないよう，それぞれのサービスを調整することが大切です．

退院支援のためのこうしたカンファレンスは，今日，診療報酬の算定対象とされています．2016年度の改定では「患者が安心・納得して退院し，早期に住み慣れた地域で療養や生活を継続できる」ことを目的とした「退院支援の積極的な取り組みや医療機関間の連携等を推進」するために，入院早期の患者・家族との面談，多職種によるカンファレンスの実施，ケアマネジャーとの連携，病棟への退院支援職員の配置などの体制の整備が積極的に評価されています．

3 実際の経験も踏まえて「生活の場」を考える

さまざまな支援をしても，自宅での生活を継続することの限界が見えてくる場合もあります．ヤナギダさんは，高齢であるうえに，糖尿病や認知症があるので，長女やその他のサポートを受けても，脱水などで病状が悪化し，再び入院する可能性も考えられます．そのような場合，住み慣れた地域のなかで，自宅以外の「第二の居場所」を探すことが，本人と家族のウェルビーング（良い状態）を守るために必要です．例えば，長女が面会に行きやすい近くのグループホームや有料老人ホームなどに入所し，時折自宅に外泊するのは，一つの現実的な選択肢です．

ただし，自宅に住み続ける強い意向をもつヤナギダさんと長女は，状況が悪化しても，自宅外の選択肢に難色を示すかもしれません．その際には，実際に近い経験をしてみることも重要です．入所の可能性がある施設を見学することで，「施設なんて」と態度を硬化していた人が，お年寄りがゲームに興じる姿や食事の質の高さに驚き，施設への入所を希望するかもしれません．

実のところ，こうした取り組みは，現在「私」が直面している，退院先の選定の際にも有効です．試験外泊をすることで，本人や家族が実際のケアの難しさに気づくこともありますし，病棟では歩くこともおぼつかなかった人が，自宅ではなんとか自力で移動ができるようになり，支援者の側が驚く場合もあります．言葉だけが合意に至る手段ではないのだということを，忘れないようにしましょう．

考え方と対応のPOINT

1. 医療や介護の専門職は，認知症や精神疾患があるという理由で，「自宅での生活は無理」と決めつけず，患者や家族がもつ能力を，丁寧に確認しましょう．

2. 患者や家族の意向を尊重するために，当事者を含めた関係者によるカンファレンスを開き，支援を具体的に考えていきましょう．

3. 自宅で暮らしたいという本人と家族の意向を尊重しながら，双方にとってのウェルビーング（良い状態）を総合的に判断して，合意形成をめざしましょう．

参考文献
1) 石垣靖子ほか編著：身近な事例から倫理的問題を学ぶ 臨床倫理ベーシックレッスン，日本看護協会出版会，2012.
2) 吉武久美子：医療倫理と合意形成 治療・ケアの現場での意思決定，東信堂，2007.

Column 6

認知症ケアと精神医療

認知症ケアの今日的「常識」―住み慣れた地域での生活を支援する

　認知症に関する国家戦略を掲げている国々では，認知症がある人のニーズや自己決定を尊重し，住み慣れた地域での生活を支えていくことが，政策の基本的な達成目標となっています．認知症がある人の場合，環境の急変に適応していくことが難しく，深刻なリロケーションダメージ（転居や入所・入院といった生活環境の大きな変化が心身の状態に及ぼす悪影響）を受けてしまうことからも，精神科病院への強制入院は極力避けるべきと考えられているからです．現在，わが国でも，要介護状態が重度であったとしても住み慣れた地域で生活できるように，住居・医療・介護・予防・生活支援などを一体的に提供する地域包括ケアシステムの構築を目指していますが，認知症がある高齢者にとってもその重要性が指摘されています．

日本の場合―精神科病院への入院は増加傾向

　しかし，こうした指摘にもかかわらず，わが国では認知症がある人の精神科病院への入院は増加傾向にあり，在院日数も長期化しています．わが国の場合，家族が認知症高齢者を支える第一義的な役割をになっています．しかし，家族介護者は，認知症がある高齢者や家族を支える地域資源が極めて脆弱ななか，暴言・暴力・興奮，抑うつ，不眠・昼夜逆転，幻覚・妄想，せん妄，徘徊などの利用者の行動・心理症状（BPSD）への対応に疲弊してしまう場合も少なくありません．しかも，わが国では，疲労のあまり家族が入院を望んだとき，本人の同意がなくとも，精神保健指定医の診察と家族の同意に基づいた強制入院（医療保護入院）が可能です．認知症高齢者本人の権利擁護の観点からその手続きに問題があるとの指摘がありますが，こうした制度上の

問題が，貧弱な地域資源の現実とあいまって，「家族の介護がダメなら入院」となってしまい，入院患者数の増加という現実を生み出しています．

「常識」に近づくために—精神保健システムを地域生活中心へ

わが国では，戦後，隔離収容主義に基づき民間病院を中心に病床数増加を誘導した施策が展開されたことなどにより，今日では諸外国に比べ，対人口あたりの精神科病床数が極めて多く，入院期間も顕著に長期にわたっています．このような入院偏重の施策などが，当然のことながら他方で福祉施策の立ち遅れを導いてしまったのです．2004年の「精神保健医療福祉の改革ビジョン」は，精神保健システムを入院医療中心から地域生活中心へと転換していくことが必要としました．現在，日本の精神保健システムは，ようやく地域ケア型へと大きく転換しようとしているといえるのかもしれません．

ところが，精神科病床数や入院患者数は，劇的な減少傾向を示していません．入院患者の内訳を見ると，統合失調症が最も多い傾向は依然として維持されていますが，その割合は徐々に減少しており，他方，認知症の割合が増加しているのです．つまり，統合失調症では，初発や若い患者さんなどを中心に入院期間の短縮化や地域生活への移行の流れが顕著になっており，その結果，空きベッドとなる精神科病床も少なからず増えるわけですが，その病床を代わりに認知症の人の入院で埋めてしまっているともいえます．

日本の精神保健システムを本当に地域生活中心へと転換する必要があるというならば，精神科病床の徹底した削減を進めながら，同時に，入院医療に集中していた財源やスタッフなどを，きちんと地域ケアへと再配分していく改革を推し進めなければなりません．このことは，冒頭に述べた世界の「常識」に，日本の認知症ケアのあり方を近づけていくためにも必要なのです．

参考文献
1) 認知症対策の国際比較. 海外社会保障研究. 国立社会保障・人口問題研究所, 2015.
2) 精神保健福祉白書編集委員会 編：精神保健福祉白書2014年版, 中央法規出版, 2013.

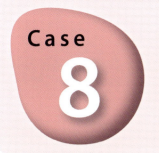

Case 8 高齢者住宅での不適切なサービスの提供に気づいたとき

 Key Words

身体拘束，過剰なサービス，サービス付き高齢者向け住宅

私（30歳，男性）は，サービス付き高齢者向け住宅（サ高住）に入居しているササキさん（76歳，男性）の担当ケアマネジャーです．ササキさんは，2週間前まで隣町で一人暮らしをしていましたが，アルコール性認知症により，日常生活全般において介助が必要となってきたため，遠方に住む子供たちの意向で，最近開設したばかりのサ高住に転居することになりました．ササキさんは，要介護1，日常生活自立度Ⅱbで，ややふらつきはあるものの自力で歩行はできます．トイレなどで下着やズボンを汚してしまうことはありますが，尿意も便意もあり，排泄も自力で可能です．

　ササキさんの状況確認と，サ高住での必要なサービスを導入するため訪問したところ，ササキさんはベッドで寝ていました．ベッドの足元にはセンサー付きマットが敷かれ，ベッドの一方は壁につけ，降りる側には2つの柵がはめられ，簡単には降りられないようになっていました．これでは自由にトイレに行くこともできないと思いました．ササキさんに話しかけると，表情も乏しく，以前に比べ口数が少なくなっていました．私は帰る前に，気分転換目的に散歩でもと思い，ササキさんと外出し

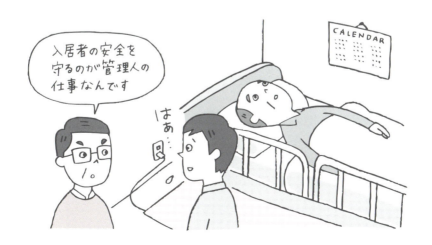

ようとしたところ,足元がふらつき車椅子でなければ歩行も容易ではなくなっていました.

正式なプランを作成するには,ササキさんの状況を正確に知っておく必要があるため,私は管理者の方に会うことにしました.

> 私　：ササキさんのサービスを,正式に作成したいと思っています.この2週間で足の筋力が衰え,以前より発語がないように思いますが,何かあったのですか.今の状況だと,どの程度介助が必要ですか？
> 管理者：環境が変わって認知症が進んだのではないかと思います.入居当初ウロウロ徘徊し,転倒しそうでしたので,安全の配慮が必要だと感じました.なので,福祉用具を抜いた限度額を,当施設の訪問介護サービスの利用でお願いします.まかないきれない部分は,必要時保険外の自己負担のサービスでササキさんが困らないようにしたいと考えています.それと,できたら来月に,区分変更をしてもらえませんか？今の状態なら,要介護2か3は出ると思うのです.
> 私　：そうですか.2週間前までは家に独居でいた方なんですが.

私は,ササキさんの状態とサービス利用状況を不可解に感じました.ササキさんにとって快適な生活を送るために,いうとおりにプラン作成をすべきか悩んでいます.

考えてみよう！

Q1 ササキさんに対するこのような対応方法について,どのように考えますか？

Q2 ササキさんにとって現状のサービスは適正なのでしょうか？倫理的な観点から考えてみましょう.

Q3 認知症になり自宅での生活が困難になったとき,どのような居住環境がありますか？

case 8

1 サービス付き高齢者向け住宅の特徴と現状を理解する

　サ高住とは,「高齢者の居住の安定確保に関する法律」(高齢者住まい法)によってつくられたものであり,施設,サービス,契約関係について,一般住宅とは異なる特徴があります．バリアフリーの施設であること,長期入院を理由に解約されないこと,また,日中にはケアの専門家によるサービス(安否確認サービスおよび生活相談サービス)を受けられることなどが,その特徴です．しかし同時に,サ高住は,介護施設ではなく住宅であるという点を忘れてはいけません．そのため,上にあげた基本的なサービス以外は,入居者が,賃貸契約とは別に契約する必要があるのです．今回のケースでは,管理者が,サ高住と介護施設のこうした違いを十分理解しないままに,サービスを導入している可能性があります．この場合には,管理者にサ高住についてあらためて説明し,サービスの導入にあたっては,ササキさんの意向が基本であることを伝える必要があります．

　今回のケースでは,管理者が,自施設の訪問介護サービスの利用や介護区分の変更を依頼している点も気になります．こうした態度を考えると,事業者は,サ高住の特徴を知りながら,自らの収益を増やすためにササキさんを利用している可能性もあります．実際,サ高住の3割以上において,運営事業者や提携事業者が入居者への訪問介護サービスを独占しているという報告もあります．このような囲い込みによって,事業者が高齢者を食いものにするのを防ぐためには,ケアマネジャーが,事業者の意向に左右されずに,ササキさんの意向を踏まえたケアプランを作成することが必要です．

2 身体拘束をする理由を考える

　拘束というと,多くの人は,要介護者が,抑制帯によって,手首や胴体をベッドに結びつけられている情景を思い浮かべるかもしれません．しかし身体拘束は,より広く,行動の自由を制限するもの全般を意味します．旧厚生省が2000年に出した『身体拘束ゼロへの手引き』では,「ベッドに体幹や四肢をひも等で縛る」という典型的な身体拘束だけではなく,「自分で降りられないように,ベッドを柵(サイドレール)で囲む」という,ササキさんへの対応も拘束に含まれています．

身体拘束は,「奴隷制」という形で,古くから存在してきました.奴隷は通常,所有者の全面的な支配のもと,行動の自由を制限され,さらには,所有者の利益のために利用されるのが常でした.しかし現在,奴隷制は,倫理的・法的に認められていません.戦後制定された日本国憲法も,「何人も,いかなる奴隷的拘束も受けない」(第18条),「何人も,法律の定める手続によらなければ,その生命若しくは自由を奪われ,又はその他の刑罰を科せられない」(第31条)という形で,人身の自由を保証しています.身体拘束とは,人身の自由という,私たちにとって大切な権利を侵害する可能性のある行為なのです.

　もちろんササキさんの安全の配慮という倫理的な理由から,身体拘束がされているのかもしれません.しかしその場合でも,拘束によって守られるものと失われるものをしっかり比較する必要があります.ササキさんの場合,2週間前とは異なり,認知症が進行し,自分で歩くことも困難になっています.これらの症状は,身体拘束によってもたらされる典型的な弊害です.まずは,こうした弊害を受け入れなければならないほど,徘徊の問題が深刻であるのかを考えてみる必要があるでしょう.そのためには,ササキさんが徘徊を始めた背景になにがあるのかを,ササキさんとのきめ細やかなコミュニケーションを通じて,明らかにしていくことが大切です.

3 一人ひとりにあった居住環境を考える

　ササキさんは,日常生活全般に対する介助の必要性から,サ高住へ入居することになりました.しかし,認知症が進行し,介助が必要になったあとも,住み慣れた自宅で過ごす可能性はあります.ササキさんの場合,遠方に住む子供たちが転居を決め,転居後に徘徊が始まっています.これらのことを踏まえると,それまでの環境を離れることは,ササキさんにとってかなりの負担であったと思われます.今後,ササキさんの症状が改善するようであれば,施設での短期間の宿泊を行いながら,住み慣れた自宅へ戻り,暮らし続けることができるかもしれません(小規模多機能型居宅介護等).

　住み慣れた環境で過ごすのが難しくなった場合でも,選択肢はサ高住だけではありません.例えば,グループホームで共同生活を送ることで,拘束のように自由を奪うことなく,ササキさんの安全を確保できるかもしれません.どのような選択肢を

選ぶにせよ，ケアマネジャーは，それぞれの選択肢の特徴をしっかり理解するとともに，ササキさんの状態を丁寧に把握する必要があります．

考え方と対応のPOINT

1. サ高住に入居している高齢者へのサービスが，サ高住のあり方にそったものであるのかを考えましょう．
2. 身体拘束など，入居者の自由を奪うものである場合には，そのようにしなければならない理由がなんであるのかを考えましょう．
3. 在宅で過ごすさまざまな方法について知り，一人ひとりに合った過ごし方を支えましょう．

Column 7

サービス付き高齢者向け住宅

　サービス付き高齢者向け住宅(以下,サ高住)とは,高齢者(単身・夫婦世帯)が安心して居住できるバリアフリー構造の賃貸住宅です.国土交通省・厚生労働省が所管する「高齢者の居住の安定確保に関する法律」に基づいています.ケアの専門家による安否確認と生活相談サービスがあり,要介護状態となったとき,介護・医療・生活支援のサービスなど,本人のニーズにあった支援を選択して受けることを前提とした住まいです.その利点は,家族の介護力が不足したり,高齢者が心身に不安をもつようになっても,見守りと医療や介護サービスを適切に選択し利用することで,行動の制約を受けずに,最期まで住み続けることができるという点にあります.

　サ高住は,個々人に合った適切なサービスを組み合わせることにより,住み慣れた地域で長く暮らすことのできる住まいとして期待され,創設されました.しかし,サ高住を運営している一部の事業者が,併設している介護事業サービスの収益を上げるために,介護サービスを独占し,介護保険の限度額までサービスを過剰に盛り込むなど,利用者を囲い込んだ不適切なサービスを提供する状況も起きています.反対に,囲い込まなければ赤字になるという現状があるため,サ高住の経営から手を引き始めている事業者もいます.これを変えるには,制度をつくり直す必要があります.

　サ高住にはサービスの質の保障に関する規程がないため,将来医療行為や全介助が必要となったときに,その地域で利用できる外部サービスだけでは対応困難なために,住み替えなければならないという問題も生じます.

　サ高住を運営する事業者は,予防・医療・介護の連携について正しく理解し,公平な視点から適切な運営に努めることが求められます.また利用者は,サ高住を選択する際,暮らしを支えるためのサービスも含めて吟味し,優良な事業者を選択しましょう.

参考文献

1) 国土交通省・厚生労働省:サービス付き高齢者向け住宅, 2012. https://www.satsuki-jutaku.jp/doc/panfu.pdf

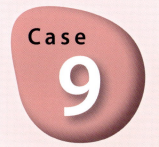

Case 9 ショートステイ中に男性の入所者に添い寝する女性

Key Words

性的問題行動，記憶の逆行性喪失，家族支援，受け入れの制限

　私（32歳，女性）は特別養護老人ホームに勤め始めて3か月ほどの新人介護職員です．ショートステイを利用しているカツマタさん（76歳，女性，日常生活自立度Ⅲb）は，中等度のアルツハイマー型認知症で，とても優しそうな，おとなしい印象の人です．現在息子さんと二人暮らしをしており，月に2度くらいの割合でショートステイを利用しています．

　昨日，カツマタさんとその家族（息子）を見送る際，こんな会話があり，大変ショックを受けました．

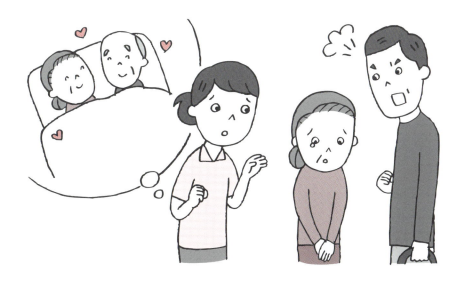

息子	：お世話になりました．今回は大丈夫でしたか？ご迷惑になるようなことをしでかしませんでしたか？
生活相談員	：ええ，まあ……．こちらもなかなか目が行き届かなくて申し訳ないんですが，気がつくと男性の部屋にいたりすることもあって……．
息子	：まさか，また添い寝したりなんてしてないでしょうね！
生活相談員	：まあ，相手の男性とトラブルになったというわけでもなく，二人で静かに横になっていたという状況でしたので……．
息子	：（母親に向かって）なんて恥ずかしいことをしてくれるんだ！みっともない！おやじは，あんたのだんなは，もう死んだんだよ．何度いえばわかるんだ．勘弁してくれよ．

　息子にどなりつけられ，今にも泣きだしそうなカツマタさんを見て，大変心が痛みました．家に帰ってどのような扱いを受けるのか，心配にもなりました．カツマタさんのことを「エロばあさん」と陰で揶揄するようなスタッフもいて，内心憤慨しています．とはいえ，このまま放っておくこともできないため，今日，生活相談員の報告を受けた上司の呼びかけで会議が開かれました．今後の対応として，「カツマタさんの受け入れはしない方がよい」という意見が多く出されたのですが，この対応は適切でしょうか？私は腑に落ちず，なんとなくもやもやしたものが胸につかえています．

考えてみよう！

Q1 カツマタさんのこのような行動をどうとらえたらよいでしょうか？こうした行動をくり返す原因について考えてみましょう．

Q2 なぜ息子はこのような言動をするのでしょうか？また，息子に対する支援について考えてみましょう．

Q3 高齢者の「性的問題行動」を介護者はどう考えたらよいでしょうか？

1 この行動をどう読み解くか

　施設内の他の部屋の男性と添い寝をしていたというのは，たしかに，発見者を驚かす行動です．しかし，これを「性的異常行動」とのみとらえるのではなく，なぜこのような行動が出てくるのかをよく考えてみなければなりません．もちろん他の男性の部屋に勝手に入ってしまうのは問題ですが，認知症であるカツマタさんの場合，「記憶の逆行性喪失」を踏まえて考える必要があります．「記憶の逆行性喪失」とは，これまで蓄積されてきた記憶が，現在から過去へさかのぼって失われていくことをいいます．「最後に残った記憶の時点」が「本人にとっての現在」です．カツマタさんはすでに夫とは死別していますが，夫とともに幸せな家庭を営んでいた時点に記憶が戻っていて，若い頃の気持ちで行動している可能性があります．決して好き好んで見知らぬ男性の部屋に入っているわけではないのです．

　それでは，カツマタさんに対して，どのように対応すればよいのでしょうか．現在のように，カツマタさんが男性の部屋に入ることを放置するのは不適切です．同時に，カツマタさんを閉じ込めておくような対応も避けるべきでしょう．カツマタさんが夫との幸せな家庭生活を思い出している背景には，社会的な役割を失い，一方的に介護を受け，ときに介護者にきつく叱られたりする現状から生じる，寂しさや不安感，ストレスなどがあるとも考えられます．つらいときほど楽しいことを懐かしく思い出すのは，認知症の人もそうではない人も変わりはありません．カツマタさんのような人に対しては，手を握ったり，体をさすったりして，寂しさや不安を和らげ，本人の望みを尊重してあげるだけで，「性的行動」がおさまるというケアの経験が報告されています．

2 叱れば逆効果

　息子は「あんたのだんなは，もう死んだんだよ．何度言えばわかるんだ」と母を叱っています．「記憶の逆行性喪失」が生じている場合，これは逆効果です．むしろ，最愛の人の死を追体験させるだけです．これをくり返し行えば，本人は最愛の人の死を毎日体験することになり，大変なダメージを受け続けることになります．本人の記憶が夫と家庭を営んでいた時点に戻っているなら，本人は現在の世界を決して認

めようとしません．無理に説得しようとすると，その人を，「自分をだまそうとする敵」とみなしかねません．強い口調で叱ると，本人の自尊心を傷つけ，混乱や不安を招き，暴力的にさせ，BPSD（行動・心理症状）を悪化させます．

　ケアする人には，本人が生きている「その時点の世界」を共有しながら接することが必要です．そのようにして，ストレスや不安や寂しさを取り除いてあげることが，問題行動を減少させることにつながります．

　一人で介護して苦労している息子の立場にも理解を示し，気持ちの余裕をもって母に接することが，母にとっても，息子にとっても，ストレスと負担を減らし，穏やかな日常を取り戻す道であることを，丁寧に説明しましょう．その際，息子はなぜ叱ってしまうのか，まずは，息子のおかれている背景や，幼少期からの親子関係などにも着目し，厳しい言動の理由について理解してから助言するようにしましょう．それが，家族介護者への大きな支援になります．

3　「性的問題行動」をどう受けとめるか

　カツマタさんの利用を断ってしまえば，施設はとりあえず問題から逃れることができます．しかし，それによってカツマタさんは必要なケアを受けられず，問題はなにも解決しません．むしろ，この「問題事例」を通して，施設のケアの水準を一段と高めることが，介護施設としての社会的使命であることを忘れてはなりません．

　人間の性的欲求は生殖年齢を超えても持続します．また，高齢になっても恋愛感情はありますし，それは人間として自然なことです．施設内で相思相愛のカップルが成立することも珍しくなく，そうしたカップルは見違えるほど生き生きするといわれています．カツマタさんのことを「エロばあさん」と陰で揶揄するようなスタッフもいるとのことですが，高齢者の性や，認知症の人の「性的問題行動」について，施設全体で理解を深めることが必要です．陰口であっても，利用者を揶揄するようなことは，高齢者の尊厳を傷つける行為であり，介護者として言ってはならないことです．施設としては，職業倫理の面から，こうした言動を放置せず，職員の認識を深めるための研修会などを開催することも必要です．

　本ケースでは，具体的に，項目①で述べたように，どのようなきっかけや状態がこうした「問題行動」を引き起こしているのかについて，担当職員や家族も交えて検

討する必要があります．その結果，カツマタさんの行動が，記憶の逆行性喪失ではなく，添い寝をする男性への好意から生じており，相手の男性も迷惑ではないという確証が得られるなら，他の入所者やスタッフへの影響などを慎重に考慮した上で，添い寝を認めることも考えられます．

ただし，もし男性が迷惑と感じている場合には，部屋に進入しないような手立てが必要ですし，問題行動が激化した場合には，専門の医師の診療を受ける必要も出てきます．このような場合，施設は，本人へのケアと同時に，被害者を守るために何ができるかも検討しなければなりません．その際，どちらを優先すべきかという決断を迫られる場合もあり得ます．

考え方と対応のPOINT

1. 「性的問題行動」がなぜ生じるのか，その背景にあるものを，その人の生活歴を振り返って，読み解き，ケアの改善につなげましょう．

2. 本人が生きている「その時点の世界」を共有し，ストレスや不安や寂しさを取り除くことは問題行動を減少させることにつながります．家族介護者には，気落ちの余裕をもって接することが，ストレスと負担の軽減につながることを説明し，支援していきましょう．

3. 高齢者の性や，認知症の人の「性的問題行動」について，施設全体で理解を深め，ケアの質を高めることも必要です．

参考文献
1) 荒木乳根子：Q＆Aで学ぶ 高齢者の性とその対応, 中央法規出版, 2008.

Case 10 介護老人保健施設でリハビリテーションが実施できないとき

Key Words

リハビリテーション，ケア会議，最善のケア

私は介護老人保健施設（老健）に勤務する経験年数3年目の理学療法士（25歳，男性）です．入所者のアダチさん（78歳，女性）は，3年前に自宅で転倒をくり返すことやもの忘れが出てきたために近医を受診したところ，アルツハイマー型認知症（日常生活自立度Ⅱb）と診断されました．それ以降，当施設内のデイケアに通所を開始しましたが，6か月前に自宅で転倒し，右大腿骨頸部を骨折しました．リハビリテーションを実施したものの，現在の身体状況では在宅復帰は困難と判断され，当施設に入所しました．

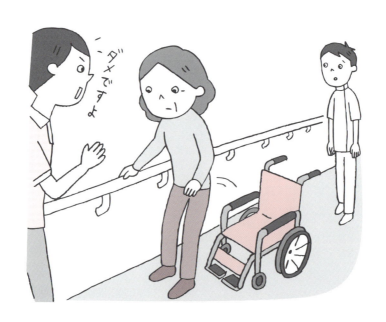

case 10

　アダチさんのケア計画を，担当スタッフ(医師，看護師，理学療法士，介護福祉士，ケアマネジャー)と家族が参加した入所後のケア会議で検討しました．私自身は，歩行訓練(リハビリテーション)をすることにより，アダチさんの歩行が改善し，QOLが高まると考えましたが，再度の転倒による骨折は避けてほしいと家族が強く要望したため，歩行訓練(リハビリテーション)は実施せず，移動はすべて車椅子を使用することが決定しました．しかし，アダチさんは，ケアスタッフの制止にもかかわらず，しばしば廊下の手すりなどにつかまり自主的に立ち上がりや歩行の練習をしています．そこで私は，上司にアダチさんの歩行訓練を提案しました．

> 私　：アダチさんの歩行訓練(リハビリテーション)は，歩行の改善やQOLの向上につながる可能性があるので，実施すべきだと思うのですが．
> 上司：ケア会議で家族の要望どおり，歩行訓練はしないと決めたじゃないか．チームケアに徹してくれないと困るよ．
> 私　：自主的に立ち上がりの訓練をされているアダチさん本人の気持ちはどうなるのですか．
> 上司：アダチさんが勝手に歩いて転倒したときに責任をとるのは施設なんだよね．

結局，方針は変わることがなく現状が継続され，私の葛藤は続いています．

考えてみよう！

Q1 ケア会議で，家族の強い意向によりリハビリテーションをしないと決定したことをどう考えますか？

Q2 アダチさんが自主的に立ち上がりや歩行の訓練をしているのをケアスタッフが制止することをどう考えますか？

Q3 理学療法士である私が，アダチさんに歩行訓練(リハビリテーション)を行う場合，どのような手立てが必要でしょうか？

利用者のためのケア会議

　ケア会議は，チームケアの目標や，チームケアを実施するうえで必要な情報を共有するための会議です．会議では，ケアを提供する側（施設）や家族の意向を重要視するあまり，利用者本人の気持ちが反映されない場合も少なくありません．しかし，ケア会議は，本来，利用者のための会議ですから，利用者の意向を踏まえることが大前提となります．それゆえ，本人に直接参加してもらって，本人の希望・意見を聞くことも考えられます．

　たしかに，アダチさんのように認知症を発症している場合，本人に意向を確認できるのか，不安に思うスタッフもいるでしょう．しかし，軽度から中度のアルツハイマー型認知症患者の40％は治療（ケア）の内容に関する決定を行うのに十分な認知能力をもつという報告もあります（参考文献１）．認知症の人であっても，適切なサポートがあれば十分に意思決定できると考えることが大切です（認知症ケアの倫理と法参照）．

　どうしても本人の意向を確かめられないときには，代理人が意思決定する必要があります．その際に代理人は，判断能力を失った患者の価値観をよく知っていなければなりません．その価値観を踏まえて，どのようなケアが本人にとって最もふさわしいかを熟慮しなければなりません．通常，代理人にふさわしいのは，長年利用者とともに暮らしてきた家族です．しかし，家族による意思決定が，介護疲労や金銭的な負担を背景にして，家族の利益を優先してなされることもあります．その場合には，本人の自律を尊重し，本人の権利を擁護することが求められます．アダチさんの場合，家族からの強い要望により，歩行訓練が行われないことになりましたが，その背景になにがあるのかを考えてみる必要もあるでしょう．

ケアスタッフとしての合意形成

　アダチさんが歩きたいという明確な意向をもっていたとしても，ただちに歩行訓練をすることが適切ということにはなりません．歩行することにより，アダチさんにどのようなメリットやデメリットがあるのかを，専門職の立場から十分に検討する必要があります．

認知症の人が歩行することは，認知症の進行を防ぐだけではなく，不活動による身体的な能力の低下を防ぐというプラス面があります．それは本人の自立と自律を支援し，身体活動を高めることになります．他方で，歩くことにより，転倒のリスクも生じます．ここで重要なことは，善行原則にそって，いかにして転倒のリスクを減らしながら，歩行という身体活動を高めるかということです．歩行訓練をすることによりどの程度の回復が予想されるのか，転倒の危険性が高い場面や行為としてどのようなものがあるのか，危険を避けるためにどのような工夫ができるのかを，ケア会議でしっかりと議論しましょう．

スタッフで十分に対策を検討・実施したとしても，突発的に発生する転倒をゼロにすることはできません．しかし，転倒ゼロにこだわるあまり，防衛的になり過ぎて，歩行によるメリットを切り捨てることは不適切です．施設内を転倒しにくくしたり，転倒しても骨折に至らないような環境にすることも検討する必要があります．

ケアスタッフは，一度決められたケア計画を固定的に考える必要はありません．利用者の状況をみて，計画はたえず見直されるべきものです．あらためてケア会議を開催し，アダチさんに歩行訓練をすることが適切かを検討する必要があります．その際，「歩いた方がよいはずだ」という自分の判断を過信せず，「アダチさんにとって最善のケアとはなにか」をほかのスタッフとともに考え，チームとして共通認識をもつことが大切です．

3 リハビリテーション専門職としての役割

ケア会議を開いて，歩行訓練（リハビリテーション）の実施について検討する際，理学療法士はリハビリテーションの専門職として，積極的な意見を述べることで役割を果たす必要があります．

(1)現状における利用者の潜在能力や意向を明確にする

身体的な潜在能力を明らかにし，ほかのスタッフに説明することは，理学療法士の重要な役割です．現状の日常生活動作（ADL）を観察することや，介助しながらリハビリテーションを試行することで，予後予測が可能になることがあります．また，ほかのスタッフと協力し，生活過程のなかで話しかけたときの言動を丁寧に観察することが，本人の意向の把握につながることもあります．

(2) リハビリテーションに対する家族の理解を得る

定期的な運動は，認知機能に好影響をもたらし，認知症の発症リスクを低下させるだけでなく，その進行を抑制します．しかし家族は，リハビリをすることで，アダチさんがさらに活発に動くようになり，介護負担や転倒の危険が増すのではないかと不安に思うかもしれません．こうした不安は当然ですが，介護を楽にするために，結果的に寝たきり状態を早めるとすれば，本末転倒です．まずは，リハビリテーションをしないでほしいという家族の要望の背景になにがあるのかを丁寧に聞いたうえで，家族の誤解や不安を取り除くことが必要です．問題点を十分に話しあい，リハビリテーションが，アダチさんと家族双方にどのようなメリットやデメリットをもたらすのかを丁寧に説明し，家族も納得するケアプランを探りましょう．

(3) 在宅復帰に向けた介護老人保健施設の役割をスタッフ間で再認識する

老健の役割は，定期的な健康チェックを行い，転倒など事故に注意しながら在宅復帰へ向けてADLの維持・向上を図ることとされています．アダチさんに歩行訓練を行わない場合，歩行，移乗動作などの基本動作が低下した状態で在宅やグループホーム，特別養護老人ホームなどに入所することになります．こうした事態は，老健の目的に逆行していますし，自立支援を目的としている介護保険制度の理念にも反します．老健の目的と社会的使命をスタッフ間で再認識したうえで，アダチさんに対するリハビリテーションの必要性を検討する必要があります．

考え方と対応のPOINT

1. ケア会議では可能な限り利用者本人と家族の参加を促し，本人への最善のケアの方向性を決定することが重要です．

2. リハビリテーションを認めた場合のメリットとデメリットを，専門職の観点からしっかりと比較しましょう．

3. 理学療法士は，利用者の潜在能力をしっかりと把握し，リハビリテーションの意義とそれに伴う課題などについて，本人および，家族，ほかのスタッフの理解が深まるよう，専門職としての役割を果たす必要があります．

参考文献

1) Karlawish JH, et al : The ability of persons with Alzheimer disease (AD) to make a decision about taking an AD treatment. Neurology, 64 : 1514-1519, 2005.

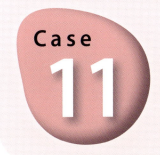

Case 11 施設長が夜中に動きまわる入居者に鎮静薬を処方するようせまったとき

 Key Words

身体拘束，服薬管理，ポリファーマシー

　私（38歳，女性）はムラサキ薬局に勤務し，在宅訪問業務を行っている薬剤師（訪問薬剤師）です．担当患者のマツヤマさん（93歳，女性）は，認知症が進行し（日常生活自立度Ⅱb），足腰も弱くなり，独居での生活が困難となったため，市内の介護付き有料老人ホームに入居しました．

　2か月ほど前から次第に昼夜逆転などの症状がみられるようになり，深夜に他室へ訪問し，ほかの入居者の怒りをかい，トラブルとなったことがあります．全裸で浴場に向かうなどの異常行動もみられるようになりました．

　この頃から，施設長は私に対して，夜間の鎮静を目的とした薬を処方するよう，訪問診療所の医師（主治医）に依頼してほしいといってきました．また，施設長は，家族

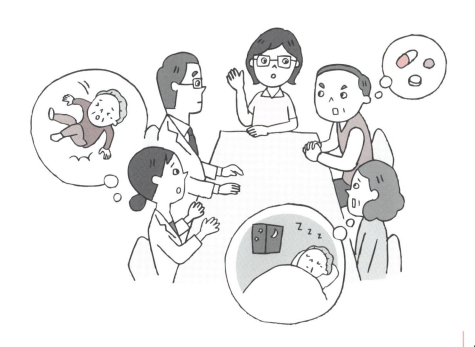

に対しても,「このままだと退居を検討せざるを得ない.もし主治医が処方をしてくれないなら,他院(精神科)を受診していただくことになる」と,圧力をかけ始めました.そこで,私はケアマネジャーに依頼して,訪問診療所の主治医,施設長,マツヤマさんの家族,私とでケア会議を開いてもらいました.

> **施設長**　：先生！ 夜だけでもなんとか静かに眠れる薬を処方してください！ でないと,夜勤のスタッフがマツヤマさん一人にかかりきりになって,ほかの入所者の面倒をみれなくなるので大変危険です！
> **主治医**　：すでに投薬数が多いので,もう少し様子を見させてください.
> **私**　：夜間無理やり眠らせると,薬の影響で昼間に転倒するリスクが高まります.それほど頻繁に異常な行動をとっているわけではないのに眠らせるのは,問題ではないでしょうか？
> **家族(娘)**　：夜に騒いでこの施設を退所させられると本当に困るんです！ 転倒のリスクがあっても,なんとかおとなしくさせてください！
> **主治医**　：ご家族も,職員の方も大変なんですね…….

　施設長も家族も,薬の力でマツヤマさんを静かにさせようとしています.主治医もその強い要求に押されぎみです.いったいどうしたらよいでしょうか？

考えてみよう！

Q1 鎮静薬を処方して問題行動を抑えようとすることをどう考えますか？

Q2 深夜の問題行動に対して,薬を用いないで対処する方法を考えてみましょう.

Q3 鎮静薬によっておとなしくさせたいという求めに対して,訪問薬剤師として,どうしたらよいでしょうか？

1 鎮静薬による抑制も身体拘束にあたる

　施設や家庭において患者や被介護者をひもなどで拘束することは，原則として，許されません．ある人の都合によって他人の移動の自由を禁じることは，いわばその人をモノ扱いすることであり，倫理的に認められません．こうした考え方は，日本国憲法のなかにも示されています．第18条では，「何人も，いかなる奴隷的拘束も受けない．又，犯罪による処罰の場合を除いては，その意に反する苦役に服させられない」と述べられ，第31条では，「何人も，法律の定める手続によらなければ，その生命若しくは自由を奪われ，又はその他の刑罰を科せられない」とされています．しかし，拘束はいついかなるときも禁じられているのではありません．介護保険指定基準によれば，「当該入所者（利用者）又は他の入所者（利用者）等の生命又は身体を保護するため緊急やむを得ない場合」には，身体拘束が認められています．『身体拘束ゼロへの手引き』（厚生労働省，2001年）では，次の3つの要件が満たされる必要があるとされています．

切迫性：利用者本人または他の利用者等の生命または身体が危険にさらされる可能性が著しく高いこと
非代替性：身体拘束その他の行動制限を行う以外に代替する介護方法がないこと
一時性：身体拘束その他の行動制限が一時的なものであること

　この手引きでは，介護指定基準において禁止の対象となる具体的な行為の一つとして，「行動を落ち着かせるために，向精神薬を過剰に服用させる」ことをあげています．薬による鎮静化は，ひもなどによる拘束と違って，医師の処方によって行われることから，現場では，3要件に照らしたチェックが甘くなる傾向があります．しかし，本人の自由な活動を奪っているという点で，拘束にほかなりません．

　施設長が要求してきた行為は，本人の自由な活動を奪おうとするという点で，拘束にほかなりません．本ケースにおいて，マツヤマさんの問題行動は，自他の生命を脅かすほどに深刻なものであるとは思われません．また，問題行動を減らすことができないのかも含め，ほかの介護方法について検討することなく，鎮静薬の投薬だけが議論されています．このような状態では，拘束が長期化する可能性も十分にあります．もう一度冷静に議論をし直す必要があるでしょう．

2 なぜ問題行動が生じるのかを考える

　マツヤマさんの問題行動を減らすためには，どうすれば夜ぐっすりと寝られるのかを考えるとよいでしょう．昼夜逆転の一因としては，昼間の運動の機会が少なく，じっとしている時間が多くなっていることが考えられます．施設内でテレビを観て過ごすのではなく，積極的にデイケアなどへ参加し，適度に疲れることによって，夜ぐっすり寝られるようになります．これは，周囲とのトラブルを減らすだけではなく，マツヤマさん自身の健康を維持する上でも有効です．

　もし適度な疲労があるにもかかわらず，夜間の睡眠が継続しないのであれば，処方されている薬剤を見直すことも必要になります．多くの認知症患者に投与されている認知症治療薬は，不眠や怒りやすくなるなどの副作用を伴うことがあります．現在の治療薬が，種類および投与量に関して，マツヤマさんにとって適切であるのかを検討することにより，昼夜逆転を改善できるかもしれません．適切な薬剤の処方は，マツヤマさん自身のウェルビーング（良い状態）にとっても重要です．

3 チームケアにおける薬剤師の役割

　マツヤマさんのケースに関して，薬剤師は鍵となる役割を果たします．すでに述べたように，問題行動の背景には，不適切な処方がかかわっているのかもしれません．薬剤師は，この点を詳細に検討し，医師をはじめ，ほかの関係者とその情報を共有する必要があります．場合によっては，医師と処方内容に関して検討する機会を設け，投与量などの再検討や薬剤の変更など，薬剤師として提案する必要もあります．

　また，仮に鎮静薬によって身体抑制をしなければならない場合にも，注意が必要です．すでに投薬数が多いなかで新たな処方をすると，副作用などにより転倒のリスクが向上し，骨折などによって寝たきり状態になることも考えられるからです．いくつもの病態や疾患を抱えた高齢者にとり，多くの薬剤を併用すること（近年，ポリファーマシーと呼ばれています）は危険を伴います．高齢者の利益を守るためにも，薬剤師として処方薬の管理に深く関与し，高齢者に対する過剰な薬の投与を回避すべきです．そのためには，日本老年医学会の『高齢者に対する適切な医療提供の指針』や『高齢者の安全な薬物療法ガイドライン2015』などをもとに，適切な処方薬の管理

を提言する必要があります.

　転倒すれば,本人にとって大きなダメージになることがあります.それを防止することは無危害原則にかなっています.また,「ほかの入所者のケアが不十分になるから」という施設長があげている理由は,必要なケアをすべて入所者に公正・平等に行うという正義原則にかなっているようにみえます.しかし,「安全の確保」や「ほかの入所者のケア」という大義名分の陰に,マツヤマさんの行動を「迷惑」ととらえ,事業をスムーズ・平穏に遂行したいという施設側の思いがにじみ出ています.介護の負担増の回避という家族の利害関心も潜入してきます.

　介護保険制度は,本人の「尊厳を保持し」,本人がもっている「能力に応じ**自立した日常生活を営むことができるよう,必要な**」保健医療・福祉サービスを提供することを理念としています(介護保険法第1条).薬による鎮静は「寝たきり状態」を生み,本人の尊厳を奪うことにつながります.薬剤師はこうした理念と倫理の基本を理解した上で,チームケアのなかで,薬の専門家として,必要な提言を適切に行うことが期待されます.

考え方と対応のPOINT

1. 問題行動を起こさせないために鎮静薬で眠らせることは,拘束とみなされます.

2. 生活習慣や処方されている薬を見直すことで,認知症の人のウェルビーング(良い状態)を維持しながら,問題行動を抑える方法を考えましょう.

3. 薬剤師は,チームケアにおける薬の専門家として,認知症の人に対して,施設や家族の利害関心に基づく処方がなされないよう,積極的に発言していきましょう.

参考文献
1) 厚生労働省:身体拘束ゼロへの手引き,2001.
2) 日本老年医学会:高齢者に対する適切な医療提供の指針,2013. https://www.jpn-geriat-soc.or.jp/proposal/pdf/geriatric_care_GL.pdf
3) 日本老年医学会 編:高齢者の安全な薬物療法ガイドライン2015. メジカルビュー社,2015.
4) 宮田靖志ほか:治療,96(12),2014.

Column 8

やさしい気遣いもほどほどに

　おじいちゃんが仏壇の中に醤油注ぎを隠していたという話をある家で聞いたことがあります．お刺身でも，漬物でも，たっぷりお醤油をつけて食べるからおいしいので，「醤油を控えめにするんじゃ食った気がしねえ」という気持ちは，東北地方に長く暮らしてみるとよくわかります．

　こんな話があります．マグロが五切れ．ある老人が，こう計画を立てました．「一切れだけは自分の流儀で気の済むような食べ方をする．あとの四切れは，毎月の健康本の指示するような食べ方をする．」しかし，最初の一切れを口に入れようとしたら，「そんなにたくさんお醤油を付けたらダメ」という甲高い声がかかりました．不意を突かれたようになって，口に入れたがマグロは飲み込むようにしました．すると，味がない，ぬるぬるした異物がのどを通り抜けました．そこで「醤油は最初の一切れだけにしようと思った」と説明すると，再び甲高い声が上がって，「うまい言い逃れね」と一同が笑ったそうです．「自分流儀で食べ終わるまで周りは黙っていて欲しかった…」．この一件から，その老人にはマグロを食べる喜びがなくなりました．いつも家族の注目の的になって，誰かが箸の先を見守っている気がするそうです．「自分の流儀でやりたいと思ったことをすると，余計なことをして迷惑だ」，と家族に言われる．あるとき，包装の段ボールを捨てるように分解したら，通販で買った商品の返品に必要だから，段ボールをきれいに元通りにしてほしいと言われた．淡々と"怒りをこらえている"という気色(けしき)は見せずに，まるで楽しい仕事のようにして，段ボールを元通りにする．"シーシュポス*の段ボールつくり"と心の中でつぶやくと，どこか遠くに行ってみたくなる．「ミカンの花咲く丘」とか，「砂山」とか，どこかに行くと気持ちが落ち着くのではないか．」

　ほかにも以下のような思いを抱くことがあるようです．

Column 8

　キッチンドリンカーの楽しみがよくわかる．野良猫に餌をやる常習犯も，禁じられているとわかっている．公園のベンチに一日座りきりで，誰が来ても話しかけるベンチおばさんも，話を最後まで聞いてもらえないことをわかっている．自分のしたいように何かをするためには，一人きりになる必要がある．

　誰もいない駐車場や公園などで，何かを食べる．誰かが突然「何それ」と箸先に注目を集めたりする恐れがない．寂しくはない．のびのびとした気分がいい．新聞紙が風で飛んでも，放っておけばいい．残された食べ物の表情をじっと見続けていられるのもいい．

　やさしい気遣いに囲まれて過ごすのが幸せだというのは本当だが，気遣いのスイッチをちょっとだけ切ってもらう時間が必要で，無理をしなくても自然に思い出のなかに入っていけるし，前々からこうしたいと思っていたことができるし，壁を見つめても，時が経つことをじっと感じ続けていられる．

　声をかけてもらうことはありがたい．とはいうものの，とても大事な時間を台無しにする危険があることを親切な人は考えない．親切さに取り囲まれて，自分の時間が少しもなくなって，眠りに入る前のわずかなひとときまで，忘れた伝言を思い出したりすることに費やされてしまったりする．

　「他人に配慮する・配慮してもらうことに応ずる気構えをもつ．」人間的な交流とはそういうものです．配慮の応答が続くことが，生きる意味を支えることは確かですが，配慮のスイッチが切れている時間が挟まれていないと，大事なときが失われたことに気づきません．

＊ギリシャ神話のなかで，シーシュポスは永久に巨大な岩を押し上げる罰を受けました．岩はいま一息のところで転がり落ちるため，「シーシュポスの岩」は「際限のない無駄骨折り」という意味になりました（西洋古典学事典，京都大学出版会，2010）．

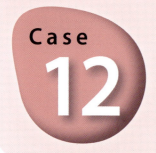

Case 12 頭痛薬連用を避けるために薬局等に販売自粛を依頼するとき

  Key Words

薬物連用，独居高齢者，プライバシー保護

私(30歳，男性)は人口3千人余りの小さな町にある町立病院に勤務する薬剤師です．軽度の認知症（日常生活自立度Ⅱa）であるカワカミさん（76歳，女性）は，認知症治療薬の副作用であるイライラに悩んでいましたが，たまたま市販の一般用医薬品の頭痛薬を服用したところ，イライラが収まったため，その頭痛薬を服用するようになりました．しかし，この頭痛薬は，乱用のおそれがある成分（ブロモバレリル尿素）を含んでいたため，カワカミさんは連用（連続的な服用）に陥り，最終的には肝障害のためにこの病院へ入院することになってしまいました．

カワカミさんは一人暮らしのため，退院すれば再び頭痛薬を町の薬局やドラッグストアで購入し，連用することで健康を害してしまう可能性があります．そのため私は，主治医や，離れて暮らすカワカミさんの一人息子と相談した上で，地元の薬局

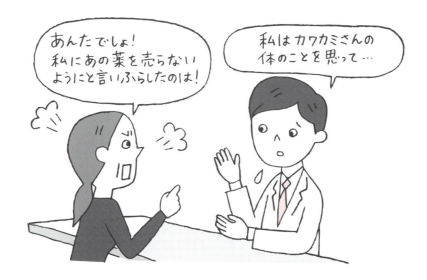

やドラッグストア(計3軒)の薬剤師や登録販売者に連絡し,この頭痛薬を販売しないように依頼をしました.

依頼の数日後,カワカミさんが私の勤務する病院へ血相を変えてやってきました.

> カワカミさん：あんたでしょ,私にあの頭痛薬を売らないようにと薬局に言いふらしたのは！
> 私　　　　：どうしたんですか？
> カワカミさん：いま,近くの薬局にいつもの薬を買いに行ったら,病院の薬剤師さんからカワカミさんには頭痛薬を売らないでほしいといわれたって聞いたのよ！
> 私　　　　：カワカミさん,私はカワカミさんの体のことを思って,息子さんとも相談して薬局にあの頭痛薬を売らないようにお願いしたんです.あくまでも,カワカミさんの体のためだと思ったんです.
> カワカミさん：なんで,私に黙って息子に相談なんかして…….こんな小さな町でいい恥さらしよ！ プライバシーの侵害だわ.

カワカミさんの体のことを一番に考えた行動だったのに,私は残念でなりませんでした.

考えてみよう！

Q1 カワカミさんの個人情報を,本人の同意なく,近隣の薬局などに伝えたのは適切だったのでしょうか？

Q2 薬剤師として,薬の連用を防止するために,どのような対応ができるでしょうか？

Q3 薬を乱用する可能性のある独居高齢者を地域で支えるために,どのような取り組みが考えられるでしょうか？ また,そのなかで薬剤師はどんな役割を果たすべきでしょうか？

自己情報コントロール権と第三者への情報提供

　本ケースにおいて，薬剤師はカワカミさんに関する情報を，当人の許可を得ないままに薬局などに伝えました．しかしこの行為は，自己情報コントロール権，すなわち「自分に関する情報が誰によってどのように使われるのかに関しては，自分に決める権利がある」という医療倫理の基本的な考え方に反します．これは，法的にも自己決定権やプライバシー権（これらの権利は，日本国憲法第13条にいう「幸福追求権」の内容とされています）の侵害と評価されるものです．さらに，薬剤師などが「正当な理由がないのに，その業務上取り扱ったことについて知り得た人の秘密を漏らしたときは，6月以下の懲役又は10万円以下の罰金に処する」とする刑法上の秘密漏示罪（第134条）に問われる可能性もあります．

　薬剤師である「私」は，認知症であるカワカミさんに説明しても十分に理解できないのではないか，あるいは，すぐに忘れてしまうのではないかと考え，本人の同意を得ずに一人息子とのみ相談して決めたのかもしれません．しかし，今回のケースでは，カワカミさんが薬剤師を批判していることからも，説明を理解するだけの能力があったと考えられます．したがって，単なる憶測で行動するのではなく，主治医と密にコミュニケーションをとりながら，カワカミさん本人の判断能力を慎重に評価することから始めるべきであったと思われます．

　もちろん，当人に判断能力があったとしても，例外的に同意を得る必要がないとされる場合はあります．例えば，「人の生命，身体又は財産の保護のために必要がある場合であって，本人の同意を得ることが困難であるとき」（個人情報保護法第23条第2項，Column14, p149参照）です．つまり，カワカミさんが再度連用に陥ることが，カワカミさんの生命にかかわるのであれば，この条件に該当する可能性があります．しかし，第一に，この例外に該当するかどうかを判断するのは容易ではありません．頭痛薬の連用を防止するために第三者へ情報提供することが「人の生命の保護のために必要」かどうかは，主治医などが事前に十分考慮して判断すべきだと思われます．第二に，仮に生命にかかわるゆえに③にあたるとしても，自らの情報を伝えられたカワカミさんは病院への不信を募らせ，さらには別の市町村に買いに行くかもしれません．こうした点を踏まえるなら，本ケースの薬剤師の対応は適切とはいえません．

2　連用防止のために,薬剤師としてなにができるのか

　カワカミさんに薬を売らないようにすることは,実際にはとても困難です.それでは,連用を防ぐためには,薬剤師としてどうしたらよいのでしょうか.

　一つ目に考えられるのは,認知症治療薬の再検討です.「私」は,薬剤師としてカワカミさんの状態や治療薬をあらためて評価した上で,頭痛薬連用の原因となっている副作用が生じないように,用量や薬剤の変更などを医師に提案することが考えられます.

　二つ目に考えられるのは,頭痛薬の再検討です.仮に治療薬を変更できないとしても,認知症治療薬の副作用を抑えながら,健康を害することのない薬剤があれば,カワカミさんもこれまでの頭痛薬を自ら飲まなくなると考えられます.

　三つ目に考えられるのは,連用の危険性に関して時間をかけて十分に説明することです.仮に治療薬の副作用を抑えるために従来の頭痛薬を服用しなければならないとしても,必要以上に服用している可能性があります.現在,頭痛薬の多くは,一定のリスクを伴うゆえに,薬剤師または登録販売者による対面販売が原則とされています(条件を満たせばインターネットによる販売も可能です).本ケースの頭痛薬のように,乱用などのおそれのある成分(例えば,自殺に用いられたこともあるため,米国では医薬品としての販売が禁止されている「ブロモバレリル尿素」など)を含むものは,対面販売をしたうえで,適正に使用するために必要な情報提供に努めなければならないとされています.なお,カワカミさんは説明に対する理解が可能と思われる軽度の認知症であるため,くり返し説明するといった配慮が必要になります.

3　認知症の独居高齢者を地域で見守る

　国の認知症施策推進総合戦略(新オレンジプラン)は,認知症の人が,できる限り,住み慣れた地域の中で自分らしく暮らし続けることができる社会の実現をめざしています。こうした社会づくりに,薬剤師も積極的に参加することが求められています.例えば,厚生労働省は,2015年に,『患者のための薬局ビジョン〜「門前」から「かかりつけ」,そして「地域」へ〜』を公表し,2016年度から「かかりつけ薬剤師指導料」を新設しました.さらに,健康サポート薬局制度も,同じ年に始まっています.

これらの新施策において，健康サポート薬局やかかりつけ薬剤師には，地域包括ケアシステムの中で，患者がかかっているすべての医療機関を把握し，一般用医薬品(医師による処方箋を必要とせずに購入できる医薬品．市販薬)などを含めた服薬情報を一元的・継続的に管理した上で，薬学的管理・指導などを行うことが求められています．さらには，薬品の使用法や健康の維持・増進に関する相談に対応し，必要な場合には医療機関を受診するよう勧めることも，薬局・薬剤師の役割とされています(参考文献1)．

　これらの役割を果たすためには，保険薬局の薬剤師はもとより，病院薬剤師も，地域ケア会議に積極的に参加し，地域包括支援センターや地域の医療・介護にかかわる多様な職種と「顔の見える関係」を築いていくことが必要です．こうした取り組みが進んでいけば，本ケースのような，市販薬の乱用を防止できる環境が整ってくると期待されます．

考え方と対応のPOINT

1. 認知症だからといって，当人の同意を得ずに本人の情報を他人に伝えるべきではありません．本人から同意を得ることは可能か，なぜ同意なしに第三者に伝えるだけの重要な理由があるのか，慎重に考えましょう．

2. 薬剤師は，薬の専門家として，投与されている治療薬は適切であるのか，治療薬の副作用を防ぐためにどのような工夫ができるのかを考えるとともに，患者に対して薬に関して十分な説明を行う必要があります．

3. 薬剤師には，認知症の高齢者に対する薬学面からの健康の見守りと支援を中心に，地域包括ケアのなかで積極的な役割を果たすことが求められています．

参考文献
1) 健康情報拠点薬局(仮称)のあり方に関する検討会：健康サポート薬局のあり方について，2015．

Case 13 入院中の認知症高齢者の食事が進まないとき

Key Words
人工栄養，本人意思の尊重，家族への説明

　私（25歳，女性）は病院に勤務する管理栄養士です．担当しているアズミさん（80歳，男性）は，5日前に，拒食による脱水と低栄養のために，当院へ入院してきました．拒食が始まる前までは，自宅で家族と同じ食事をしており，なぜ食べられなくなったのかはわかっていません．また，アズミさんは，過去にレビー小体型認知症の診断を受けており，その影響から，しっかりコミュニケーションがとれるときと，意思疎通が困難なときがあります．入院して以降，日中は4人部屋に籠もり，ベッドで寝ていることが多く，幻視・幻聴，味覚異常の症状がみられます．要介護3，日常生活自立度Ⅲaです．

　入院後，点滴管理と同時に食事を開始しました．アズミさんは介助で数口食べることもありますが，ほとんど口にしない状態です．入院から5日が経ちましたが，食

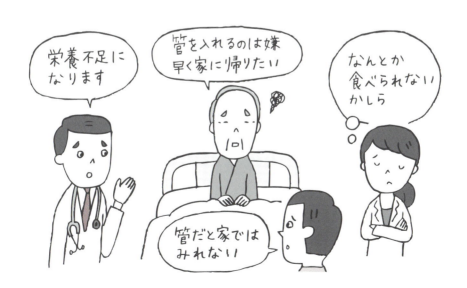

事量はいっこうに増えません．主治医が，このままでは経管栄養が必要になると話すと，アズミさんは，「管を入れるのは嫌だよ，これ以上子供たちに迷惑かけたくない．早く家に帰りたい」といいます．

　こうしたなか，今後のケア方針を決めるため，主治医と家族を交えて，カンファレンスが開かれました．

主治医：必要な栄養を摂取できなければ，経管栄養も視野に入れざるを得ません．
私　　：でもアズミさんは，管を入れたくないといっていますが……．
主治医：アズミさんは認知症だから，わかってそういっているのか……．本人に，栄養をとるほかの方法を説明するんですが，すぐ忘れてしまいますよ．
息子　：口から食べられれば家に連れて帰ります．でも，管が入るなら家では看られないから，施設にお願いしたいと考えています．
私　　：アズミさんは家に帰りたいといっています．なんとかアズミさんの希望をかなえられないでしょうか……．
息子　：そうはいっても，管を入れたままで介護なんてできっこありませんよ．面倒を見るのは私たちなんですから，勝手なことを言ってもらっては困ります！

　アズミさんは栄養をとる必要がありますが，同時に，「管を入れたくない」「家に帰りたい」という当人の意向も無視できません．どう支援したらよいでしょうか．

考えてみよう！

Q1 「管は入れたくない」「家に帰りたい」というアズミさんの言葉を，どのように受け取ればよいでしょうか．

Q2 口から食べることには，どのような意義があるでしょうか．

Q3 家族の不安を和らげるために，どのような提案ができるでしょうか．

case 13

1 本人の思いを丁寧に読み解く

　このケースで医療職は，人工栄養を実施するのか，しないまま退院するのか，といった重要な決断を，本人を抜きに，家族と相談して決めようとしています．しかし，患者の人生は個々に異なり，患者がいま置かれている状況は，その人の人生の一つの出来事です．その人の人生観や価値観に見合った意思決定を支援することが大切です．

　もちろん，認知症であるアズミさん自身の人生観や価値観を，医療上の意思決定に反映させることは，容易ではありません．しかし，アズミさん自身の意向は，「管を入れるのは嫌だ」「家に帰りたい」という仕方で示されています．たしかに主治医がいうように，「すぐ忘れてしまう」場合もあると思います．しかし，レビー小体型認知症に関しては，認知機能に変動があることが知られています．主治医は，認知機能が落ちているときに説明していたのかもしれません．認知症だから判断力はないと決めつけるのではなく，本人の現在の意思をしっかりきくことが必要です（参考文献1）．患者の過去−現在−未来をつなぐ物語のなかで，本人が残りの人生をどのように生きることを望んでいるかを読み解いていく努力をしましょう．

　他方で，本人の人生と価値観をよく理解している家族に対して，医療・介護職は必要な情報を適切に提供し，意思決定を支援していく必要もあります．息子は，現在，アズミさんの意思よりも，家族の介護負担を重要視しているようです．「子供たちに迷惑をかけたくない」というアズミさんの発言からも，家族の介護負担をうかがい知ることができます．こうした家族の負担に配慮することも，アズミさんの人生観・価値観を明らかにするうえで必要な作業になります．

2 口から食べることの意義

　たとえ自宅に戻り，食事をとりながら介護を受けることが，当人の意向に適っているとしても，栄養摂取の観点から，経口栄養よりも経管栄養が適切であると判断される場合もあります．しかしその際，両者を栄養の摂取という観点だけから比較するのは適切ではありません．たしかに食事には，生命維持のための栄養素を摂取し，体力を維持・回復する役割があります．しかし同時に，食事は，人を元気づけ，希望

を与え,さらには癒やすこともできます.例えば,患者は,手術後に初めて口から食したときに,たとえそれが少量であったとしても,「元気になれそうだ」「力が出そうだ」と,前向きな気持ちになり,回復の希望を見いだします.たとえ食事が喉を通らなくても,時間になると食事が届けられることで,生きていることを感じるという方もいます.食事は,五感を通じて感じるものであり,そのようにして,私たちの気持ちのありようにも大きな影響を与えるのです.

　このように,食べることは栄養をとること以上の意味をもちます.それゆえ,経口だけでは十分な栄養摂取ができないという理由だけで,食事をやめて経管栄養が適切だ,となるわけではありません.拒食になった原因が何であるのかを真剣に考えることもなく,安易に経管栄養に移行することは問題です.

　食事が進まない要因としては,以下のものが挙げられます.①咀嚼（そしゃく）や嚥下機能の低下,②睡眠リズムと食事の時間が合っていない,③便秘,④妄想や幻聴など,⑤食事のときの姿勢（体幹角度など）が悪いため食べ物が飲み込みにくい,⑥一人では食欲がわかないなど食事のときの環境.アズミさんの場合,幻視・幻聴が拒食をもたらしている可能性があります.この点が改善できないか,医療チームで話しあう必要があるでしょう.

3 自宅における多様な過ごし方を考える

　息子は,アズミさんが食べられるようになったら家で看ることができるが,そうでなければ家では看ることができないと考えています.しかし実際は,口から十分に食事がとれなくても,訪問看護や訪問介護サービスを利用しながら,自宅で経管栄養や点滴をすることはできます.

　もちろん,病気が進行するなかで,アズミさんはいずれ何も食べられなくなる(食べたくなくなる)でしょう.そのときでも,家族は「餓死させたくない」と思い,無理に食べさせようとしたり,点滴や人工栄養の継続を希望するかもしれません.しかし,在宅緩和ケアの専門医によれば,食べられなくなったら無理に点滴などせずに,体が自然に最期に向かう準備をすることを見守るのも一つの選択肢です(参考文献1).在宅を担当する医師を含めて退院カンファレンスを開催し,さまざまな情報を提供することで,家族の不安を解消していく必要があります.

なお，急性期においては，救命のために点滴が開始され，数日間十分な栄養が入らないという状況下では，経管栄養を含めた選択肢を検討する必要があります．しかし，検討の結果，経管栄養を開始したとしても，それは，最後まで管をつけていなければならないことを意味しません．ただし，中止を検討する際には，本人の思いに寄り添いながら，家族とのカンファレンスの機会を複数回もち，家族が情報を知りたいと思ったときに，どんなことでも医療者に相談できる，という信頼関係の構築と，最終的な結論を出すために十分な時間をかけることが必要です．

考え方と対応のPOINT

1. 認知症の人を判断能力がない人と決めつけず，一人ひとりの症状を踏まえたうえで，可能な限りその人の人生観・価値観を明らかにする努力をしましょう．

2. 食事は，栄養摂取以外のさまざまな役割を担っています．安易に経管栄養に移行せず，経口摂取を阻害している要因は何であるのかを考えましょう．

3. これまでのように食べられなくなった場合でも，さまざまなサポートを受けながら，自宅で過ごすことはできます．どのような形で過ごすのかを，本人の思いに寄り添いながら，家族とともに考えましょう．

参考文献
1) 日本老年医学会：高齢者ケアの意思決定プロセスに関するガイドライン―人工的水分・栄養補給の導入を中心として，2012. https://www.jpn-geriat-soc.or.jp/proposal/guideline.html
2) Ezekiel J, et al：緩和ケアと終末期ケア．In：福井次矢ほか監訳，ハリソン内科学，第3版（原版17版），pp 70-84，メディカル・サイエンス・インターナショナル，2009.
3) 奥田和子：食べること生きること，p180，編集工房ノア，2003.

Case 14 事前指示で何もしない方針の認知症患者が治療を望んだとき

Key Words
事前指示，判断能力，その人らしさ

はある総合病院に勤務する消化器内科医(42歳，男性)です．担当患者だったオオバさん(78歳，男性)は，最近少し痩せて食欲が落ちてきたということで検査をしたところ，大腸がんであることがわかりました．年齢や，がんの進行状況から考えて，積極的な治療をするかどうか，非常に難しい状況でした．

検査後，オオバさん夫婦と今後の治療方針を相談しようとしましたが，オオバさんは説明をうまく理解できないようでした．妻の話では，オオバさんは，最近もの忘れが多くなり，かかりつけ医に認知症の診断を受けていたとのことでした．入院して数日の間に，病室を迷ったり，自分がなぜ入院しているのかわからなくなるほど，症状は急速に進行していきました．その時点でオオバさんの意向を知る手がかりは，認知症を発症する前に，オオバさん夫婦とかかりつけ医が話しあって作成した事前指示(リビング・ウィル)だけでした．そこには，末期がんなど，治療して完治する見込みがない場合，治療は差し控え，自然に委ねると書かれています．

そうした中，オオバさんの病室に様子を見に行った際，オオバさんの口から意外な言葉を聞きました．

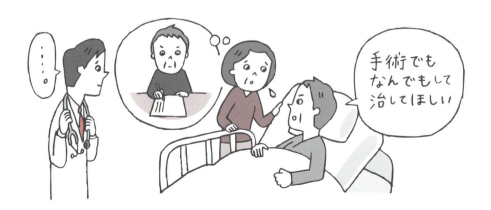

case 14

>オオバさん：先生，俺，がんだよね？ 死にたくないよ，もっと長生きしたい……．今からでも治せないのかな？
>私　　　：治療を希望されるのですか？
>オオバさん：手術でも何でもして治してほしい．どうにかならないのかな？
>私　　　：ええ，そうですか．しかし……．
>妻　　　：あなたどうしたの？ 治療してもどうなるか，つらい思いをするだけよ……．先生，本人も認知症が進んで混乱してきたんです．かえって変に苦しまないように，「このまま自然に」と話しあって決めてありますし，最後は自宅で過ごしたいとも言っていましたから．
>オオバさん：何言っているんだ，そんなことはない！ 今からでもちゃんと手術すればよくなるはずだ．
>私　　　：……．

　その後，オオバさんの容態は急激に悪化し，事前指示に沿う形で息を引き取りました．しかし私は，あの時のオオバさんの「もっと生きたい」「手術してほしい」という言葉がひっかかっています．私は，オオバさんの訴えを聞き入れ，治療をした方がよかったのでしょうか．

考えてみよう！

Q1 事前指示に書かれたオオバさんの意思と，認知症が急速に進行した状態でのオオバさんの訴え，どちらを重視するべきでしょうか．

Q2 認知症が進み，判断能力が失われた場合に，どのように医療上の意思決定をすればよいでしょうか．

Q3 オオバさんのような人を支えていくのに，どのような取り組みをしていく必要があるでしょうか．

1　その人の意思を丁寧に読み解く

　事前指示書に明示されているオオバさんの意思は，「末期がんなど，治療して完治する見込みがない場合，治療は差し控え，自然に委ねる」というものでした．仮にオオバさんが，自らの人生をあらためて反省した結果として，異なる意向を示したのであれば，その意向は「反省にもとづく自律」として尊重されるべきです（「反省」という語の意味については「認知症ケアの倫理と法」参照）．意向の変化は，それだけで反省を通じて紡がれる物語の断絶を意味しません．例えば，入院のために仕事を休むことをかたくなに拒否していた糖尿病患者が，自らの過去を振り返る中で，家族に支えられていることに気づき，今度は自分が家族を支えたいと入院治療を選択する——ここには，一つのまとまりをもった物語が存在しています．

　ところがオオバさんの場合，異なる訴えをした時点において，反省にもとづく物語の継続は疑われています．「認知症が進んで混乱してきた」という妻の言葉には，そうした疑念が示されています．そして，こうしたときに役に立つものこそ，「事前指示」です．事前指示は，患者自らが医療に対する意向を表明できなくなった場合にも，物語のまとまり（人生の統一性）を維持するための工夫なのです．しかし，現在のオオバさんの人生は，本当に断絶しているでしょうか．認知症というだけで，反省としての自律が不可能になったと考えるのは危険です．医療や介護にあたる人は，オオバさん本人の声に真摯に耳を傾けることにより，そこに一つの物語を見いだすことができるかもしれません．

　また，かりに反省する能力が失われていても，判断能力が残っており，それゆえに自己決定としての自律は可能かもしれません（認知症ケアの倫理と法参照）．こうした自律的決定も，自律尊重の原則によって保護されます．もちろん，認知症が進行するにつれて，自己決定としての自律さえ難しくなるかもしれません．しかし，認知症の症状や程度もさまざまです．認知症というだけで，また，以前とは異なる判断をしているというだけで，判断能力を評価することには慎重であるべきでしょう．例えば，患者に意識障害があっても，自己決定を支援する可能性はあります．

2 認知症の人の「その人らしさ」を尊重する

　オオバさんが，実際に判断能力を失っている場合は，どのように対応すればよいでしょうか．このときには，患者の最善の利益に従って方針を決める必要があります．オオバさんの場合であれば，手術を含む積極的治療をした場合と，苦痛の緩和を中心に自宅で過ごした場合に，どちらの選択が患者にとってより望ましいのかを考える方法です．

　しかしこのときでも，認知症の人の訴えを考慮に入れる必要があります．明確な言語表現だけではなく，動作や表情も「その人らしさ」の表れです．うなずき，ほほえみ，首をそむけるなどの微細なサインをキャッチして，現在の「思い」を捉える努力は必要です．動作や表情を「自己決定」や「自律」と呼ぶことはできませんが，こうしたサインがあるにもかかわらず，医療者や家族の判断だけで方針を決めてしまうなら，「最善の利益」に名を借りたパターナリズム*に陥ることになります．

　なお，動作や表情をどのように理解するのかにあたっても，その人のライフストーリーが参考になる場合があります．例えば，夜になるとそわそわと落ち着かなくなる人は，毎日帰宅が遅かった夫に対応していた頃のことを思い出しているのかもしれません．しかし，現在のサインとライフストーリーを安易に結びつけ，現在のさまざまな反応を解釈することにも慎重であるべきです．認知症になる前と後に連続性を見いだそうとすることは重要なことです．しかし同時に，安易に連続性を想定してしまうことが，かえって現在の気持ちを無視する結果になる可能性も考える必要があります．

3 認知症の人を支えるための連携

　オオバさんのケースにおいて，医師である「私」は，他の専門職と連携した上で判断をする必要がありました．一つには，認知症の専門的知識をもつ医師との連携です．Case1で述べたように，すべての医師が認知症について適切に判断できるわけでは

＊パターナリズム（paternalism）：医療者のように優位にある者が，患者のように弱い立場にある者の利益を守るために，ときには当人の意向に反してまで介入することを意味する．

ありません．この医師も，かかりつけ医の診断をそのままに受け取り，認知症の人を判断能力のない人とみなしているようにも思います．判断能力の程度も含め，認知症の症状を正確に把握することで，オオバさんの治療の意向を真剣に受け取ることができた可能性はあります．

　もう一つは，かかりつけ医との連携です．事前指示は，信頼できる人たちと共に，アドバンス・ケア・プランニング(Column9, p119参照)の一環として作成されるべきものです．しかしこの医師は，事前指示のみを手にしており，それが作成される過程を知らずにいます．もちろんオオバさんの事前指示が，アドバンス・ケア・プランニングの一環として作成されたかどうかはわかりません．しかし，妻だけではなく，かかりつけ医と情報交換をすることにより，オオバさんの訴えを読み解くための手がかりを得られた可能性はあります．

考え方と対応の POINT

1. 認知症の人が，以前とは異なる意向を示したからといって，自律的に判断する能力が失われているとは言えません．その人の声に丁寧に耳を傾けながら，慎重に，反省する能力，判断能力の有無を確認する必要があります．

2. 判断力がないことは，その人らしさがないことを意味しません．動作や表情などに着目しながら，その人にとって最も望ましいケアとは何かを探りましょう．

3. 認知症の人の自律や思いを尊重するために，他の専門職と緊密な連携をとる必要があります．

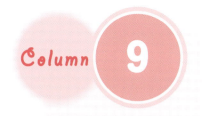

事前指示

　人生の最終段階で医療やケアを受けるとき，意識がはっきりしていなかったり認知能力が弱っていたりして，本人はもはや意思決定ができないかもしれません．将来自分が意思決定できなくなった場合にどのような医療ケアを希望する(しない)かを，意思決定能力を有する時点で前もって指示しておくことを事前指示といいます．

事前指示とその限界

　事前指示は，自分に代わって医療ケアに関する決定をになう代理人を指名しておく代理人指示と，自分が望む処置などを具体的に指示しておく内容指示(リビング・ウィル)とに分けられます．欧米などでは法制化されていますが，わが国では法的効力はありません．

　事前指示によって，本人はもはや意思決定できない状態においても，その希望が尊重されるかもしれません．また，家族や医療ケア従事者は本人に代わって意思決定をする負担や意見の対立を減らすことができるでしょう．

　しかし，単に本人が事前指示書を「書いていれば安心」というわけではありません．一つの問題は，指示書の内容がしばしば曖昧であるということです．例えば，「末期の病気の場合にはいたずらな延命処置は拒否します」という指示があったとしても，家族や医療ケア従事者は，「末期」「いたずらな」「延命処置」が具体的に何を意味するのかを的確に解釈できないかもしれません．さらに，指示された状況のほかでは，本人の希望を知るのに指示書が役立たないという問題もあります．例えば，末期を迎えた際の対応に関する指示があったとしても，四肢を切断するかどうかという生死に直接かかわらない判断を迫られた場合には，その指示は意味をもちません．

事前の話し合いの重要性
　こうした事態を避けるには，事前指示書を作成するにあたり，本人と家族や医療ケア従事者とが十分に話し合っておくことが必要です．事前に話し合っておくことで，本人は医療ケアの状況を理解し，自分の将来や最期を見つめて心の準備をしたり，自分が望むことや，その理由や価値観を伝えたりできます．家族や医療ケア従事者は，本人の意図を知り，その価値観や生き方をより深く理解するとともに，自分たちの考えを本人に伝え，互いに納得できる方向性を探すこともできます．そうすることで，実際に指示書を解釈する際にも本人の希望に添うことができ，具体的な指示がない事態が生じても，本人の価値観や考えを反映した選択が可能になります．

アドバンス・ケア・プランニングのなかの事前指示
　こうした事前の話し合いは，単にある状況での処置の希望だけでなく，これから最期に至るまでを見すえて，本人が何を望むのかを明確にしていくためのものです．事前指示書の作成は，意思決定能力を失った場合に備えて，医療ケア計画を事前に立案するプロセス（アドバンス・ケア・プランニング）の一部として位置づけられます．
　このプロセスでは，将来の医療ケアの全般的な方向性に関連することとして，長く生きることや苦痛がないようにすることをどの程度重視するか，医療処置をどのくらい積極的に望むか，最期の療養の場としてどこを希望するかなども話し合われます．さらに，これから最期まで何を重視するかなど，本人の価値観や生き方に関する考えを話し合うことはとくに重要になります．
　事前指示書を，作成者が一方的に希望を伝えるための手段や，家族や医療ケア従事者が困らないための道具ととらえるのではなく，本人の人生や価値観を尊重した医療ケアを実現するための一つの手がかりとして，アドバンス・ケア・プランニングのなかに位置づけ，話し合いを充実させることが大切です．

参考文献
1) ゲーリー・S・フィッシャー：事前指示と事前ケア計画．生命倫理百科事典翻訳刊行委員会 編, 生命倫理百科事典Ⅱ巻, pp1258-1263, 丸善, 2007.

Column 10

認知症の人が最期のお別れを告げるとき

　人が死を迎える場面は，さまざまな種類の「不思議」が語られることの多い機会でもあります．例えば，死の訪れを不思議な仕方で悟る「虫の知らせ」といった話を，どこかで耳にしたことがあるのではないでしょうか．そうした種類の話題のひとつに，「中治り」というものがあります．それは，ずっとぐったりしていたり，あるいは意識が不明であったりした人が，死の寸前になってはっきりとした意識を取り戻し，周囲の人にお別れを告げたあとに亡くなった，といった内容の話です．こうした出来事については海外でも報告があり，「終末期覚醒」などの名称で呼ばれています．

　この「中治り」ですが，実は，認知症になったあとに死を迎えた人にも生じることがあるようです．次の3つのエピソードは，著者が参加した質問紙調査などの機会に寄せられたものです．

義理の母親を自宅で看取った女性からの話

　認知症でしたが亡くなる1か月くらい前，意識がはっきりしていたときに，「いろいろありがとう」と手を合わせて言われました．意外なことでびっくりしました．

義理の父親を自宅で看取った男性からの話

　（死を迎える前になって）周囲の人に対する感謝の言葉が素直に口をついて出てくるようになり，ある面で人が変わったようにも思われた．死期が近づいているのがわかっていたかのような言動だった．認知症が進んでいてほとんどわからない状態だったので，特に印象に残っている．

病院勤めの看護師の女性からの話

> ある80代の女性（高血圧，認知症）が食事も水分も摂らなくなり，家族様がドクターより病状説明を受けて1週間くらい経った朝，私が夜勤明けに朝9時のパット交換を行ったあと，排泄後の処理をしようとしたら，「世話になったな……」と聞こえました．それでベッドの方を見ると，その女性が起きあがり，私に目を合わせてもう一度，「世話になったな．心残りないわ」と言われました．その方は，その日の午後3時頃，亡くなりました．認知症があり，うつ症状も強くて，病状説明後はほとんど声を聞いたことがなかったし，まさか目を合わせてくれるとは思わなかったので，びっくりしたとともに，なぜか感動した体験でした．

このような現象が生じる頻度や，医学的なメカニズムについては研究がされておらず，よくわかりません．しかしいずれにしても，実際にこうした報告があり，そしてそこに立ち会った人にとって忘れられない出来事になっていることこそが大切でしょう．

死にまつわって語られる種々の「不思議」は，しばしば死というものに神秘的で謎めいたイメージを与えてきました．しかし，死を前にして現れるあれこれの「不思議」が示しているのは，死という出来事がもつ神秘である以上に，人間というものにもともと備わっている神秘であり，可能性ではないでしょうか．だからといって，いわゆる超能力だとか超常現象だとかいったたぐいの話でもありません．認知症が進み，コミュニケーションが取れなくなったはずの人であっても，何かのきっかけでまた「私」の方を見つめ，大事な話を打ち明けてくれることがある．ここに紹介したエピソードが示しているのは，人間はどこまでも，そういう「不思議」な可能性をもった存在なのだということのように思います．

参考文献
1) 深津 要：危篤時の看護，メヂカルフレンド，1975．
2) 板橋春夫：叢書いのちの民俗学3 生死，社会評論社，2010．
3) Michael Nahm, et al：Terminal Lucidity in Patients with Chronic Schizophrenia and Dementia. J Nerv Ment Dis, 197：942-944，2009．

Case 15 自動車運転をやめようとしない認知症高齢者について相談されたとき

Key Words

道路交通法，家族介護者支援，生活の質（QOL）

（43歳，男性）は，居宅介護支援事業所のケアマネジャーです．私が担当しているハセガワさんは，79歳の男性で，妻との二人暮らしです．妻は10年ほど前から糖尿病を悪化させ，自分の身の回りのことができなくなってしまい，要介護3の認定を受けています．2人の間には子供はなく，ハセガワさんは妻の介護を一人で行ってきました．ところが1年前に，ハセガワさん自身が脳梗塞を発症し，左麻痺の後遺症が残ってしまいました．ハセガワさんは，退院後も妻との二人暮らしを希望したため，介護保険の訪問介護を利用し，掃除や調理の支援を受けることになりました．ハセガワさんの自宅から病院やスーパーに行くには自動車が必要で，ハセガワさんはなんとか運転をして外出していました．ところが最近，ハセガワさんに認知症の症状が出始め，もの忘れがひどくなりました．また，自宅に閉じこもりがちで筋力が低下していることもあり，体の動きも緩慢になってきています．

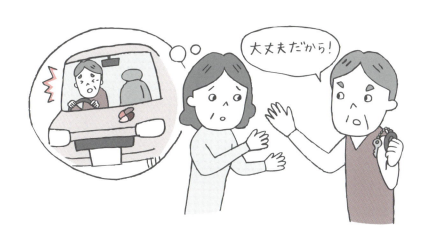

ある日，ハセガワさんの妹さんが事業所を訪ねてきました．妹さんは子供のいない2人のことを心配して2週間に1回程度，訪問してくれていました．

妹：兄のことで相談したいのです．実は，最近車の運転をして出かけているようで，心配していたのですが……．
私：何かありましたか．
妹：他人の車に何度もぶつけてしまっているようです．警察から問い合わせがあったんです．
私：それは大変でしたね．
妹：それで，危ないのでもう運転はやめるように勧めたのですが，頑として聞き入れません．ケアマネさんからやめるように説得してほしいのです．
私：……．

妹さんは心配のあまり車のキーを取り上げようとしたそうですが，ハセガワさんは「車の保険に入っているから大丈夫」と，また車に乗っているそうです．私はどのように考えていけばいいのでしょうか．

考えてみよう！

Q1 認知症高齢者において運転がやめられない理由のいくつかを列挙してみましょう．

Q2 妹さんは，車のキーを取り上げて運転を強制的にやめさせようとしています．このことに関して，どのように考えますか．

Q3 介護者は，認知症高齢者ドライバーに対して，どのように接することが望ましいのかを考えてみましょう．また，そこに介護関係の対人援助職は，どのようなかかわりあいをすることが望ましいのかを考えてみましょう．

case 15

 運転がやめられない原因は，どこにあるのか？

　最近，認知症が原因と思われる重大な交通事故（例えば，高速道路の逆走）が社会的問題として深刻化してきました．たしかに，認知症高齢者は，自動車を安全に運転するための必要な記憶，視空間認知，判断力などに障害を呈していることから，事故を起こすリスクが高まっている状態にあります．

　しかし，運転に必要な能力の低下を自覚せずに運転を続けている認知症高齢者は，相当数いるものと思われます．例えば，アルツハイマー型認知症では，記憶と視覚の空間認知能力に障害が出ることから，行き先を忘れたり，車庫入れが苦手になったりするものの運転自体には問題ないことが多いとされています．一方，血管性認知症の場合，どちらかといえばノロノロ運転で運転操作自体に障害が生じるものとされています．

　また，長年にわたり自動車を運転してきた認知症高齢者にとって，突如として自動車運転ができなくなれば，日々の買い物などの日常生活を送るうえで相当な不便が生じます．また，通院するうえでも，自動車による移動が重要ないし必要不可欠となる場面も多いでしょう．とくに公共交通機関が発達していない農村部の住民にとって，自動車運転ができないことは死活問題ともなり得ます．それゆえに，判断能力が部分的にも残っている初期の認知症高齢者は，どうしても免許を手放したがりません．

　このようないくつかの理由から，認知機能が低下しているからといって即座に運転免許を停止・取消しにするわけにもいきません．まずは，認知症高齢者が自動車運転に関して，どのような問題を抱えているのかを丁寧に確認してみることが介護関係の対人援助職には求められているでしょう．

 強制的な運転停止の問題点

　本ケースのように周りの人間から自動車の運転中止を勧められているにもかかわらず，本人が運転を断念することに納得しておらず，介護者の負担が増えている現状も想定されます．家族としては，強制的にでも認知症高齢者の運転をやめさせたいと焦る気持ちも十分に理解できます．同時に，このような認知症高齢者の運転は，

非常に危険な行為であることから，そのような行為を放置することは，その家族にとっては法的責任問題に発展する可能性もあります．

　しかし，家族による強制的な運転中止の勧告が本人の強い反発を招き，人間関係が悪化することもあります．認知症高齢者にも，運転を継続したい理由があるはずですので，いきなり強硬な態度で迫ることは，かえって逆効果を生じることも考えられます．家族が免許や車の鍵を無理矢理に取り上げた結果，無免許運転にまで発展する可能性も想定できます．

　たしかに，近年，認知症高齢者の権利や自律という意識が高まり，どのようにして認知症高齢者の自律や自己決定を支援するのかが重要な課題となっています．ただ，そのような権利や自律を重んじるあまりに支援内容の決定を認知症高齢者の家族に任せきりにしてしまうことは，かえって支援を求めている者に対して負担を強いることになります．したがって，対人援助職は，このような難しい状況を調整する能力が求められます．

　ここで注意しなければならないのは，医療・介護に関する専門的な知識を有する対人援助職が当事者に協議を提案したとしても，それが当事者にとって圧力と感じられるのであれば，それは，価値観の押し付けと受けとめられる可能性があるということです．まず認知症高齢者の自己決定を支援するためには，そのものの「なぜ，運転したいのか」という想いが自発的に表出されるような状況をつくることが大前提となります．そこを起点として家族によりとられるべき対応策を考えていく必要があるように思われます．

３　家族による支援のあり方と限界

　現在，さまざまな認知症高齢者の自動車運転に対する法的措置が用意されてはいるものの（Column11, p128），そこにおいて把握されない危険な認知症高齢者ドライバーも残念ながら存在します．すなわち，法的措置には，一定の限界があることも同時に知るべきでしょう．法的措置は，万能ではないのです．結局のところ，認知症高齢者の運転に関する問題は，そのものを介護する家族が中心的役割をになわざるを得ないのが現状であると考えられます．

　さらに，認知症高齢者の場合，仮に説得を受けて運転をやめることを納得したと

しても，そのこと自体を忘れてしまうこともあります．また，運転を無理にやめさせること自体が認知症高齢者に心理的な疎外感をもたらすことになり，生活能力の観点からかえって逆効果になることも指摘されています．

したがって，この事案のような場合，「運転したい」という本人の自発的な気持ちをどのように和らげていく状況をつくれるかが要点になるでしょう．このような状況の形成は，家族だけではなく，周囲の人たちの協力が必要不可欠となります．そのような関係者を仲介する役割が介護関係の対人援助職には求められるように思われます．とくに公共交通機関が発達していない地域に住んでいる認知症高齢者の場合，運転免許が剥奪されることにより，生活の質（QOL）が低下することが懸念されます．近年では，運転免許証を返納した高齢者に対して，タクシーやバスの割引券などを配布する自治体が増加しており，さまざまな対策が徐々に広がりつつあります．また，食材や生活用品の宅配サービスを実施している業者もあります．このような公的・民間機関の取り組みに関する情報が認知症高齢者にも行きわたるように心がけ，運転中止後の生活を支援する体制づくりに関与することが肝要かと思われます．

考え方と対応のPOINT

1 認知症高齢者が自動車運転に関して，どのような問題を抱えているのかを丁寧に確認してみることが介護関係の対人援助職には求められます．

2 事情が切迫していない限り，まずは，なぜ，認知症高齢者が運転継続にこだわるのかという心理的理由を探るべきです．

3 認知症高齢者における運転継続の心理的理由に着目したうえで，本人の「運転したい」という自発的な気持ちが徐々に和らいでいくような環境づくりが重要になります．

参考文献
1) 国立長寿医療研究センター長寿政策科学研究部：認知症高齢者の自動車運転を考える家族介護者のための支援マニュアル，第2版，2016．http://www.ncgg.go.jp/department/dgp/manual.htm
2) 新井平伊ほか：老年精神医学雑誌，26(12)，2015．
3) 上村直人：認知症と自動車運転：新たな制度を踏まえた対応．実践成年後見，57：54-60，2015．
4) 松本光央ほか：認知症と運転．精神科，27：339-343，2015．

Column 11

認知症高齢者の自動車運転に対する法的措置

　現在，認知症高齢者が運転停止に至るまでの法的措置は，いまだ不十分であるといわれています．そうであっても，さまざまな試みがなされてきたことは，知識として確認しておく必要があります．

　まず，1998年4月の道路交通法改正では，免許保有者の申請による運転免許の自主返納制度が定められました．この自主返納後5年以内であれば，「運転経歴証明書」の交付を申請することができます．この運転経歴証明書は，本人確認書類としても使用することができるものです．さらに，1998年10月からは，免許更新時における高齢者講習の受講対象が75歳以上から70歳以上に引き下げられました．その後，2008年6月の道路交通法改正により，免許更新期間満了日に75歳以上の高齢運転者は3年に1回の免許更新期間前に都道府県公安委員会が実施する認知機能検査（講習予備検査）を受けなければならないとされていました．

　しかし，この認知機能検査制度は，2015年6月の道路交通法改正により，さらに大幅に改正されました．なぜなら，高齢者の認知機能は，3年を待たずに低下する可能性があり，次回更新時までの間に認知機能が低下した人に対して臨機応変な対応が十分にできていない現状が批判されてきたからです．したがって，新しい道路交通法では，75歳以上の者が認知機能低下の際に行いやすい違反行為（信号無視，交差点走行不適，進路変更不適，一時不停止，加速不良など，政令で定められた18種類の基準行為）をした場合，その都度，臨時に認知機能検査を実施することになりました．そして，この認知機能検査の結果，認知機能の低下が法令の基準に該当する場合には，次回の更新を待つことなく，最新の認知機能の状況に応じた臨時高齢者講習（安全運転教育）を行うことができるようになりました．そして，この臨時認

Column 11

知機能検査や臨時高齢者講習を受けない場合には，運転免許の取消しまたは停止となります．

　また，認知機能検査の結果，認知症のおそれがある者は，法令上「第1分類」に該当する者とされ，上記2015年6月の改正法により，そのような第1分類該当者は，すべて認知症専門医による臨時適性検査を受診するか，または，そのような専門医による診断書を提出することが義務付けられました（診断書提出命令制度）．この専門医による臨時適性検査の結果，認知症であることが確定的に判明した場合または医師の診断書を提出しない場合には，免許の取消しまたは停止の処分がなされます．

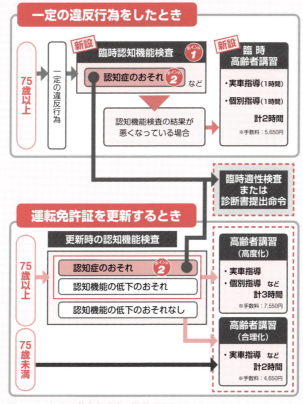

図　2015年改正道路交通法の概要
　　（警察庁：平成27年改正道路交通法リーフレットAより引用，一部改変）

Case 16 認知症高齢者が違法行為（万引き）をくり返すとき

Key Words

万引き（常習窃盗），前頭側頭型認知症（ピック病），厳罰化，情報共有

私（35歳，男性）は，居宅介護支援事業所に勤務して7年目のケアマネジャーです．私が担当するクリヤマさん（75歳，男性）は，3年ほど前から認知機能の低下がみられ，心配をした長男の妻が介護保険の申請を行い，認知症型デイサービスを利用するようになりました（日常生活自立度Ⅱb）．

クリヤマさんは，自動車部品工場に定年まで勤務し，退職後は自宅の庭で畑仕事をするなど楽しく毎日を過ごしていました．しかし，5年ほど前から，病気で寝ている妻を放っておいて出かけてしまうなど自分勝手な行動をするようになりました．毎日同じ服ばかり着る，同じ内容の話をくり返すなどの行為もみられるようになりました．家族はおかしいと思いつつも，記憶力の低下はあまりみられず計算ができるなどしたため，認知症を疑うことはありませんでした．しかし，奇異な行動が多くなったため，デイサービス利用に至りました．

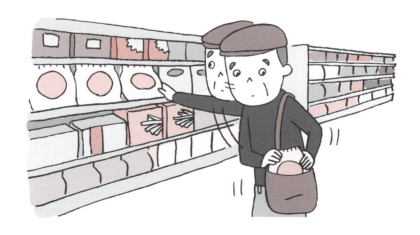

case 16

　デイサービスの利用開始当初は，落ち着いて生活ができるようになりましたが，最近はルールを守ることができず自分勝手な行動が目立ち，ほかの利用者とのトラブルも次第に増えていきました．デイサービスの職員との話から前頭側頭型認知症の可能性があると考え，サービス担当者会議を開催することにしました．

私　：最近のクリヤマさんの状態について情報を共有したいと思います．
デイサービス職員：
　　　最近，デイサービスではほかの利用者に対してどなったりすることや，急に落ち着かなくなってしまうことが多くなりました．
長男：実は，お恥ずかしい話ですが，父がスーパーで万引きをしたというのです．お菓子を持ってきてしまって，警備員に止められたそうです．みなさんにはお話していませんでしたが，じつは今回が初めてではないのです．ずいぶん前から，何回かお菓子を持ってきてしまって……．これが続くと警察沙汰になってしまいそうです．
私　：そうでしたか．クリヤマさんの認知症状について，スーパーなどに情報提供して気をつけていただくなどの対策が必要かもしれません．
長男：それは困ります．近所に知られたら恥ずかしくて，私たちも困ってしまいます．

考えてみよう！

Q1 クリヤマさんが万引きをくり返す背景には，どのようなことが考えられますか？

Q2 万引きは，違法な反社会的行動です．このケースでも，法律により厳正に対処するということで問題はないでしょうか？

Q3 このような事態に対して，対人援助職は，どのような取り組みができるでしょうか？

高齢の万引き常習者における特性

　最近，本件のような高齢者による窃盗の増加が社会問題として注目を浴びるようになってきました．そのような事案のなかには，窃盗以外に顕著な反社会的行動がみられないにもかかわらず，万引きを何度もくり返し，窃盗衝動を制御することができずに悩んでいる高齢者もいます．

　高齢者による窃盗に関しては『平成20年版犯罪白書：高齢犯罪者の実態と処遇』および『平成26年版犯罪白書：窃盗事犯者と再犯』において，前科のない万引き事犯者が犯行に至った動機・背景事情が実証的に分析されています．その調査結果によると，男子高齢者の動機は「自己使用・費消目的」が最も多く，背景事情は「家族と疎遠・身寄りなし」が最も多くなります．他方，女子高齢者の動機は，お金を使うのがもったいないという「節約」が最も多く，背景事情は「近親者の病気・死去」が最も多いという結果が示されています．そこには「孤独」「不安」「寂しさ」というような最近の高齢者を取り巻く世相も反映されているように思われます．たしかに，初犯の万引きの場合は，そのような個人的・社会的な要因を探るべきかもしれません．

　しかし，そのような要因が見当たらないような万引きの場合に関しては，精神障害の可能性を疑ってみることも必要となります．特に前頭側頭型認知症の場合，初期の段階では，記憶・見当識・計算力が維持されたまま人格の変容が顕在化するので病気であるかの判断が困難です．この場合，万引き行為が初発症状とされる場合もあります．一般的に，このタイプの認知症が発病する年代は，アルツハイマー型認知症よりも若く，初老期（40〜50代）ともいわれています．しかし，高齢者（65歳以上）の場合でも，同所見が得られることもあるので慎重な診断が要求されています．つまり，臨床症状だけからでは見逃されやすいことが多く，脳画像検査と診断が可能な認知症専門医の受診が必要不可欠となります（認知症の医学参照）．

刑事法による対応は万能ではない

　今回のケースのように，犯罪の疑いがかけられ，精神障害の程度も不明な高齢者に対して，現在の刑事法で対応することは，必ずしも適切ではありません．なぜなら，現行法では，適切な医療的処置が行われる保障がなく，かえって病状を悪化させる

かもしれないからです(そのような意味で，神戸地裁平成28年4月12日判決は，執行猶予中に2度目の窃盗事件を起こした前頭側頭型認知症の患者に対し，2度目の執行猶予を付した珍しい判断を下しました)．まずは，捜査機関と弁護人といった刑事手続きにかかわる司法関係者において，そのような障がい者の特性が的確・迅速に把握される必要があります．しかし，一般的に司法関係者は，「犯罪性の有無」に主たる関心が偏りがちで，現実的には，そのような期待に応えられないことも多々あるのです．

　したがって，やはり，そのような精神障害の判断にあたっては，医療・心理・福祉などの専門家の助力が不可欠になります．本件のような場合，まずは捜査機関側に対して「精神障害があるかもしれない」と気づかせるように働きかけることが求められます．場合によっては，弁護人となる者がただちに医師・臨床心理士・社会福祉士・精神保健福祉士など，高齢者特有の精神障害に詳しい専門家の意見書も添付したうえで，犯罪の疑いがかけられている高齢者の障害特性をまとめた「申入書」を捜査機関に提出し，そのような特性に応じた捜査を行うように依願する必要があります．高齢者に精神障害がある場合，黙秘権など，刑事手続上の重要な防御権を理解することが困難で，さらに他人に迎合する傾向がある場合，捜査機関側の誘導により客観的事実と異なる供述が作出される可能性もあります．捜査機関側が高齢者の精神障害に気がつかずに手続きを進行させる場合には，そのような危険が生じることになるのです．要は，何事も弁護人側の速やかな連携と対応が求められます．

3 地域社会での対応を模索する

　とくに嗜癖化した常習万引きに対しては，道徳的指導(例えば「強い意思をもて」とくり返し言い聞かせるなど)，家族の監視，趣味をもたせようとするなどの対応は，有効ではないと指摘されています．そのような常習窃盗行為は，犯罪と精神障害としての両方の特徴を併せもち，その混合の程度は，さまざまであることから，本来は専門的な対応が求められる非常に難しい事案です．しかし，そのうちの病的側面が顕著な患者層の一部のみが精神科医療施設を受診しているにすぎないものと推測されています．そのような現状を考えれば，そこでは専門医療と法的対応との密接な連携が求められているのです．

そして，障害を有している高齢者が一度でも犯罪者の烙印を押されてしまった場合，その社会復帰は，容易ではありません．そのような犯罪行為により家族から見放されて孤立してしまうという事案も多々あります．そのような観点からも，地域社会自体が精神障害を有する高齢者のことを理解し，その家族ともに丸ごと支えていくような環境づくりが必要となってきます．これからの対人援助職は，そのような寛容の精神を育むような地域活動にも積極的に関与することが求められるでしょう．

　例えば，商店で異常な行動がみられる高齢者を発見した場合，地域社会で，どのように対応するべきかを普段から話しあう場が設けられていることが望ましいかと思われます．その際に，問題となるのは，どのように適切なかたちで認知症高齢者の個人情報を取り扱うかです（Column12, p135参照）．このような情報取得に関しては，認知症高齢者を介護する家族の側から「放っておいてほしい」というクレームを受ける場合もあります．しかし，介護関係の対人援助職は，認知症高齢者の安全確保・権利擁護という観点から，特には行政と連携して，情報の共有にかかわる当事者の理解が得られるように努めていく姿勢が求められるでしょう．

考え方と対応のPOINT

1. 初犯の万引きにおいて，個人的・社会的要因が見当たらない場合，精神障害の可能性を疑ってみることも必要となるでしょう．
2. 精神障害の程度が不明な高齢者において，現在の刑事法による対応では，かえって病状が悪化する危険性があることに留意しましょう．
3. 対人援助職は，認知症高齢者の安全確保の観点から，個人情報保護法の範囲内で関連機関・地域社会と情報共有していく必要があります．

参考文献
1) 法務省法務総合研究所：平成20年版犯罪白書：高齢犯罪者の実態と処遇, 2008.
2) 法務省法務総合研究所：平成26年版犯罪白書：窃盗事犯者と再犯, 2014.
3) 屋宮昇太：罪に問われた障害者等の刑事手続における問題—弁護士の観点から. 法律のひろば, 67：21-28, 2014.
4) 竹村道夫：高齢者の常習窃盗. 更生保護, 66：13-16, 2015.
5) 繁信和恵：前頭側頭葉変性症における軽犯罪. 日本認知症ケア学会誌, 14：606-611, 2015.

Column 12

認知症高齢者の情報を共有(取得)するために

　一般的に，民間事業者が取り扱う個人情報は「個人情報保護法(以下，法)」により規制されています．さらに，医療・介護関係事業者が取り扱う個人情報に関しては，特別な配慮が求められるため，その活動を支援するための参考指針として，厚生労働省から「医療・介護関係事業者における個人情報の適切な取扱いのためのガイドライン」も示されています(このガイドラインは，改訂されるので注意が必要です)．

　認知症高齢者の情報を地域で共有することに関しては，これらの個人情報保護法制が障壁になっていると指摘されてきました．なぜなら，第三者への個人情報の提供に関しては，法律上，原則的に，本人(＝認知症高齢者)の同意が必要とされているからです(法23条第1項柱書)．例えば，民間会社，職場，学校などから，患者の健康状態などに関して照会があった場合，患者の同意を得ずに患者の病状や回復の見込みなどを回答してはならないと考えられています．

　しかし，その一方で，例外的に本人の同意を得なくとも第三者と個人情報を共有することができる手続も法は定めています(法23条第1項各号)．この例外規定の範囲内で，第三者との情報共有が図られているということになります．例えば，①法令に基づく場合，②人の生命，身体または財産の保護のために必要があり，かつ，本人の同意を得ることが困難である場合，③公衆衛生の向上等のために特に必要があり，かつ，本人の同意を得ることが困難である場合は，この例外に相当します．特に，重度の認知症の高齢者の状況を家族等に説明する場合は，上記②の例外にあたるものと前掲ガイドラインでは考えられています．

　ただし，注意を要するのは，2015年における個人情報保護法改正により，

要配慮個人情報という概念が新設され（改正法2条3項），「本人の人種，信条，社会的身分，病歴，犯罪の経歴，犯罪により害を被った事実その他本人に対する不当な差別，偏見その他の不利益が生じないようにその取扱いに特に配慮を要する」情報として，今後，慎重な取扱いを求めている点です．認知症という病気に関する情報も，この「要配慮個人情報」に含まれる可能性が出てきました．そして，この要配慮個人情報に該当する場合には，取得時に本人の同意を得ることが厳格に求められるのみならず（改正法17条2項），上述の例外規定を用いることができないもの（＝常に本人の同意が必要）とされています（改正法23条1項）．そのような情報は，本人保護の要請が強いことが改正趣旨とされています．

　しかし，認知症高齢者の場合には，本人から有効な同意を得ることが困難です．それでは，今後，法的に問題なく，認知症高齢者の個人情報を取得する場合には，どうしたらよいでしょうか．その場合，要配慮個人情報の取得に関する例外規定に該当するか否かを検討する必要が生じます．改正法では「人の生命，身体又は財産の保護のために必要がある場合であって，本人の同意を得ることが困難である」（改正法17条2項2号）ならば，患者の同意を得ることなく，家族等から要配慮情報を取得することが可能になるものと考えられています．認知症高齢者の場合も，このような例外規定にあてはまるか具体的に検討する必要性が生じてくるものと思われます．また，前掲ガイドライン上も，患者への医療提供に必要であれば，その合理的範囲内に関するあらかじめの了承を認める「包括的同意」または，明示的に留保の意思表示がない限り，患者において「黙示の同意」があったものとも考えられており，同法の厳格な運用によりさまざまな支障をきたすことの回避も図られています．

　いずれにせよ，法的には問題がない場合であっても，情報の共有状況をできるだけ明確化するとともに，患者・利用者等からの問い合わせに対して，速やかに回答できる体制を確保することが肝要と思われます．

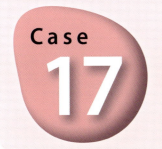

Case 17 認知症高齢者の家族による財産の使い込みに気づいたとき

 Key Words

高齢者虐待，通報義務，財産管理

　私（45歳，女性）は，在宅介護を行っているヘルパーです．担当しているマツイさん(85歳，女性)は，5年ほど前に交通事故に遭い足を骨折して入院してから，徐々に足腰が弱くなり，外出が難しくなってしまいました．また，このところは認知症が少しずつ進んでいて，うまく会話ができないこともあります．

　子供のいないマツイさんは，10年ほど前に夫に先立たれ，現在は弟の子である姪(51歳)と一緒に住んでいます．以前の話では，なかなか体が思い通りに動かないので，一人暮らしをしていた姪に一緒に住んでくれとお願いをしたということでした．夫が大手銀行の役員をしていたこともあって，マツイさんには，自宅のほかにも預金などの財産がかなりあるようです．

　自宅に伺うと，マツイさんが何日も同じ服を着ていることがあります．なんでも姪が休みの日にまとめて洗濯するそうで，ふだんはほとんど着替えていないそうです．また，姪は外食が多く，マツイさんは，姪が毎日2回だけ用意するコンビニエン

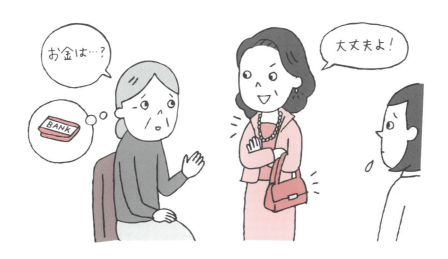

ススストアの弁当で食事を済ませるそうです．また，マツイさんは，友達がいてデイケアが楽しいので行きたがっているのですが，姪は嫌がってあまり行かせないようです．

　姪は，日中は仕事で不在にすることが多いのですが，先日私が伺った日にはたまたま休みだったらしく，自宅にいました．私は，いつも通り部屋の片付けをしていたのですが，そのときに気になる会話を耳にしました．

> **マツイさん**：最近，いろいろ買っているようだけど，私のお金は大丈夫かい？ 通帳をちょっと見せてよ．
> **姪**：私がちゃんとやっているから大丈夫よ．だいたい生活にはお金はかかるのよ．私はパート勤めで給料は少ないし，おばさんの面倒もみていてあまり働けないんだから，少しくらい使ってもいいじゃない．
> **マツイさん**：そうだね．いつも悪いね……．

　よく考えると，姪にはたまに会うのですが，その際の服装は最近ずいぶんおしゃれになってきて，バッグなどもブランド物が多くなってきたように思います．

　私は，会話の内容や姪の様子を誰かに知らせた方がよいのか，それともマツイさんと姪との関係を悪化させないように黙っていた方がよいのか，そしてこれから先，マツイさんや姪にどう接すればよいのか，悩んでいます．

考えてみよう！

Q1 姪のマツイさんに対する対応には，問題はないのでしょうか？

Q2 私は，マツイさんの状況を誰かに知らせなくてもよいのでしょうか？

Q3 マツイさんの財産は，誰が，どのように管理すればよいのでしょうか？

高齢者虐待の可能性

　近年，わが国では，高齢者が虐待を受けるケースが増えて，社会的な問題となっています．そこで，2005年11月1日に「高齢者虐待防止法（高齢者虐待の防止，高齢者の養護者に対する支援等に関する法律）」（以下，防止法）が制定され，2006年4月1日から施行されています（なお，ここでの高齢者とは，65歳以上の者をいいます）．

　この法律では，高齢者を現に養護する者を「養護者」，また，老人福祉施設や有料老人ホームなどの養介護施設で業務に従事する者を「養介護施設従事者」とし，それらのものによる「高齢者虐待」が行われた場合の対応について規定しています．ここでいう「高齢者虐待」とは，①高齢者への暴行，②高齢者を衰弱させるような著しい減食・長時間の放置など，③高齢者に対する暴言・著しく拒絶的な対応，または心理的外傷を与えるような言動，④高齢者に対するわいせつ行為など，⑤高齢者からの不当な財産上の利益取得を指します（防止法第2条2項～5項）．

　このケースでは，姪は，マツイさんと同居して実際に世話をしていますので，「養護者」にあたります．しかし，姪は，食事や着替えなどの日常の世話をせず，またマツイさんとの会話の内容や姪の服装，持ち物の様子からすると，マツイさんの財産を自分のために使い込んでいる可能性があります．姪は，悪意でやっているわけではないかもしれませんが，そのような行為は，上記の②または⑤の場合にあたり，「高齢者虐待」とされる可能性があります．このような状況を見過ごすと，虐待がさらにエスカレートする可能性がありますので，早い段階で対応することが重要です．

　ちなみに，姪が，マツイさんの世話をまったくしていない場合には保護責任者遺棄罪（刑法第218条），また，マツイさんの財産を使い込んでいる場合には横領罪（同第252条）にあたり，刑法上の罪が問われる可能性があります．

 高齢者虐待における通報義務

　防止法では，養護者によって虐待のおそれがある高齢者を発見した者は，生命・身体に重大な危険が生じている場合には，そのことを速やかに市町村［または事務の委託を受けた地域包括支援センターなどの「高齢者虐待対応協力者」（以下，地域包括等の協力者）］に通報しなければならず，それ以外の場合にも，速やかに通報する

ように努めなければならないとされています(第7条・16条)．そして，通報を受けた市町村または地域包括等の協力者は，高齢者の安全や虐待の事実の有無を確認したうえで，相互に協議をしつつ，施設に入所させるなどの適切な措置をとらなければなりません(第9条・16条)．

　もちろん，ヘルパーとして入手した要介護者やその親族の私生活に関する情報を他者に告げることは，職業上の守秘義務という観点から一般的には慎むべきでしょう．しかし，マツイさんに対する高齢者虐待のおそれがあるのですから，マツイさんの生命・身体，また財産を守るためにも，まずは市町村または地域包括等の協力者に速やかに通報すべきです．通報がなされれば，地域包括等の協力者が，マツイさんの状況や意向を確認しながら，養護者である姪の支援もしつつ(防止法第14条)，必要な対応をしていくこととなります．

　ちなみに，2014年度に全国の市町村(特別区を含む)で受け付けられた養護者による高齢者虐待に関する相談・通報は25,791件(養介護施設従事者等によるものは1,120件)，また，養護者による虐待判断事例件数は15,739件(養介護施設従事者等によるものは300件)に及んでいます(内閣府 編『平成28年版高齢社会白書』)．

3　財産管理の方法──成年後見の可能性

　姪は，マツイさんの財産を自分のためにも使っているようですが，もちろん同居しているというだけでそのような権利があるわけではありません．仮に，マツイさんを保護して施設に入所させたとしても，このまま財産の管理を姪に任せておくと，さらに使い込みがなされる可能性があります．それを防ぐためには，具体的な状況やマツイさんと姪の意向も確認しながら，まずは姪の自覚を促すことが必要です．ただ，すでにかなりの使い込みが行われている，または現状の改善が見込めない場合には，姪以外の者が財産管理を行う必要があります．そこで考えられるのが，「成年後見制度」の利用です(防止法第28条参照)．

　このケースでは，マツイさんは認知症が少しずつ進行している状況なので，判断能力が低下し，財産管理などが難しいことが想定されます．このような場合には，本人や親族その他の関係者の申立てを受けて，家庭裁判所の審判により，本人の身の回りの看護の手配(身上監護)や本人のために財産管理を行う者が選任されます．具

体的には，マツイさんの判断能力の状況に応じて選任された「成年後見人」「保佐人」「補助人」(以下，成年後見人等)が，マツイさんの生活に関する支援を行うことになります．ちなみに，高齢者虐待の通報を受けた市町村(法律上は市町村長)は，高齢者の保護を図るために適切であると考えられる場合には，老人福祉法の規定(第32条)に従い，家庭裁判所に対して成年後見・保佐・補助等の申立てをする必要があります(防止法第9条2項・27条2項)．

なお，このケースでは，マツイさんはかなりの財産をもっています．近年は親族による使い込みが多くなっていることもあって，親族以外の第三者(弁護士・司法書士などの専門職)が，成年後見人等に選任される可能性が高いものと考えられます．

考え方と対応のPOINT

1. 認知症高齢者を世話するものの行為が高齢者虐待にあたる可能性があるのは，どのような場合か，高齢者虐待防止法の規定を踏まえて確認しましょう．

2. 認知症高齢者に対する虐待がなされていること，またはそのおそれがあることを発見した場合にはどのような対応をすればよいのか，高齢者虐待防止法の内容を踏まえて確認しましょう．

3. 認知症高齢者が自ら適切に財産管理ができない場合には，どのような対応が考えられるか，成年後見制度の仕組みを含めて確認しましょう．

参考文献
1) 日本弁護士連合会高齢者・障害者の権利に関する委員会 編：高齢者虐待防止法活用ハンドブック，第2版，民事法研究会，2014．

Column 13 成年後見利用促進法・成年後見事務円滑化法の制定

　現在の「成年後見制度」は1999年の民法改正で導入されましたが，その利用が当初の予想ほどには伸びず，また，成年後見人等の権限が不明確で後見事務を円滑に進められない場面があるなど，さまざまな課題を抱えています．この状況を踏まえて2016年4月に制定されたのが，「成年後見利用促進法（成年後見制度の利用の促進に関する法律）」と「成年後見事務円滑化法（成年後見の事務の円滑化を図るための民法及び家事事件手続法の一部を改正する法律）」の2つの法律です（前者は同年5月施行，後者は10月施行）．

成年後見利用促進法
　まず，「成年後見利用促進法」は，認知症・知的障害等の精神上の障がいをもつ方々を社会全体で支えるための重要な手段である成年後見制度の利用が不十分であるという状況を踏まえて，それを促進するための国の責務等を明らかにし，施策を推進することを目的とするものです（1条）．具体的には，成年被後見人等の個人としての尊厳の重視，意思決定の適切な支援，自発的意思の尊重などの基本理念（3条）を踏まえて，成年後見制度の利用促進のために実施する施策の基本方針（11条）などが定められています．

　特に重要なのは，成年被後見人等に関する医療方針の決定（「医療同意」）等に関する成年後見人等の事務のあり方，また，成年被後見人等の死亡後における成年後見人等の事務（「死後の事務」）のあり方について必要な措置や見直しを行うことが，基本方針とされたことです．本法の施行後3年以内を目途として，そのために必要な法整備が進められることになっています．

Column 13

成年後見事務円滑化法

　次に，成年後見事務円滑化法は，これまで法的な根拠をもたずに事実上行われてきた2つの事項，すなわち，①成年被後見人宛の郵便物等の管理と，②成年被後見人の死亡後の事務につき，成年後見人には権限があることを明文化したものです．これは，成年後見利用促進法で措置を求められている「死後の事務」の一部を先取りして整備したものといえるでしょう．

　①は，家庭裁判所が郵便局や宅配業者に対し，成年被後見人宛の郵便物を成年後見人に配達するよう嘱託することができ（民法860条の2），成年後見人はその受け取った郵便物を開いて見ることができるという規定です（同860条の3）．この嘱託の期間は，6か月以内とされています．

　②は，成年後見人が，成年被後見人の死亡後に，財産の保存に必要な行為や債務の弁済，さらに家庭裁判所の許可を得て死体の火葬・埋葬に関する契約の締結等ができるとする旨の規定です（873条の2）．

　これらの法律の制定により，本書が対象としている認知症の高齢者が成年後見制度を利用するケースがより一層増加することが予想されます．

　もっとも，まだまだ解決すべき問題は山積しています．例えば，成年後見利用促進法は，成年後見人が有する財産管理や身上保護につき本人の代わりに決定する（いわゆる「代行決定」）権限を強化することにもつながりますが，そのことと成年被後見人本人の「意思の重視」や本来の理念の一つである「残存能力の活用」とのバランスをどう図るかが今後注目されるところです．また，医療同意に関する規定を設けるとしても，具体的にどのような基準を定めるかが，今後の議論の鍵となります．また，成年後見事務円滑化法は，成年後見人のみを対象としているうえ（保佐人・補助人は対象外），火葬や埋葬はできても葬儀をする権限は与えられていません．

　いずれにしろ，具体的な立法へ向けた作業は，本人の「意思」を尊重しつつ，どのような「支援」を行っていくかという観点から進めていく必要があります．今後の議論の進展が期待されるところです．

Case 18 看護学生が実習の様子をSNSに書き込んだとき

Key Words

SNS，守秘義務，プライバシー

私（38歳，女性）は看護専門学校に勤める看護教員です．今朝，私の実習担当学生のグループリーダーから，メンバーの一人が担当患者さんについてSNS（Social Networking Service）に書き込みをしているとの報告がありました．

書き込みを確認すると，次のような投稿がされていました．「内科病棟の実習，やっと一週目が終了！」「私の担当患者さん，AB新聞の社長の奥さんなんだけど，社長の秘書さんしか面会に来なくてお気の毒……」「認知症がどんどん進行してるのに，秘書さんが慣れない手つきで食事介助したりオムツ替えたり大変そう」「こっちも何とかしてあげたいけど，プライドが高くて裸になるの嫌がって入浴拒否！ 暴言浴びせられた上に腕引っかかれた」「指導ナースにはあなたのかかわり方が悪いとか叱られるし，ホントへこむ．やっぱ看護師向いてないのかな……？」

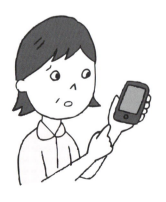
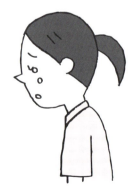

case 18

私は大変驚き，実習生を呼び出したうえで，書き込みの事実について確かめました．

> 私　　：あなたのSNSに，患者さんのことが書き込みされていると報告があったけど，そうなの？
> 実習生：えっ……あ，はい．でも誰から聞いたんですか？
> 私　　：それは重要なことじゃないわ．問題は，患者さんのご家族や会社の人，病院のスタッフがこの書き込みを読めば，誰について書かれているのかわかってしまうことなの．患者さんのプライバシーとか秘密保持について学校で何度も説明してるでしょ!? あなたは病院にその誓約書も提出しているのよ．
> 実習生：でも個人名は出さないようにしました．友達に実習の大変さをわかってほしかったし，指導者さんや先生には相談できなかったからついグチっちゃったんです……．
> 私　　：このことを患者さんやご家族が知ったらどう思うか考えなかったの？
> 実習生：……．

実習生は顔色を変え，泣きだしてしまいました．私は，この問題について，どのように対処していったらよいでしょうか？

考えてみよう！

Q1 学生がSNSに書き込んだ内容を本人や家族がみたらどんな気持ちになるか考えてみましょう．

Q2 このようなSNSの書き込みをした場合，病院や看護学校，書き込みをした本人にどのような影響があるでしょうか．

Q3 もしあなたが，看護学校の教員だったら，このような学生に対し，患者のプライバシーの保護やリスク管理の意義についてどのように伝えますか？SNSの適切な使い方について考えてみましょう．

1 患者のプライバシーの保護と守秘義務

　私たちはみな，他人に知られたくない私生活や個人情報をもっています．通常，こうした私的領域はプライバシーと呼ばれ，他人が当人の許可なく入手したり公開したりすることは許されません．もちろん医療の現場では，プライバシーにかかわる情報が必要となることもあります．しかし医療職は，患者から伝えられたプライバシー情報を，好き勝手に扱ってよいというわけではありません．入手した情報は依然として守るべき情報なのであり，それゆえ医療職には守秘義務が課されるのです．患者は，医療職に対し秘密の保持を期待し，それを約束してもらうことで，病歴，家族歴，生活歴など必要な情報を安心して提供し，適切な医療を受けることができます．

　看護学生も，患者や家族のプライバシーにアクセスする以上，その秘密を保持する責務があります．**実習で知り得た情報をSNSに安易に書き込むことは，学生に対する患者，家族の信頼を損なうだけでなく，病院，学校，看護師全体の社会的信頼を貶めることになりかねません．**もし患者本人や家族らの目に触れれば，「内心ではそんなこと思ってバカにしているんだ．信じていたのに裏切られた」と思い，失望と怒りを覚えることでしょう．一度失われた信頼を取り戻すのは決して容易なことではありません．

2 実習生に課せられる守秘義務とは

　「個人情報の保護に関する法律」（以下，個人情報保護法）では，「個人情報は，個人の人格尊重の理念の下に慎重に取り扱われるべきものである」としています．（Column14, p149）

　個人情報保護法の枠組みでは，個人情報取扱事業者がその責任主体となります．実習生が患者の個人情報を漏えいした場合は，実習病院や看護学校に刑事罰や民事訴訟といったリスクが生じることになります．実習生個人の場合は，法律により医師や看護師などに課される業務上の守秘義務はありませんが，患者のプライバシーを侵害した場合は，不法行為（民法第709条）で，病院，学校とともに民事上の責任を問われる可能性があります．また看護学校の学則に基づいて処分を受けたり，場合によっては就職の内定が取り消されることになるかもしれません．

また，**実習生の守秘義務は，法規制の範囲だけで捉えるのではなく，専門職に準じた社会的責任を果たすための倫理的観点からも理解する必要があります**．日本看護協会の『看護者の倫理綱領』では，「看護者は，守秘義務を遵守し，個人情報の保護に努めるとともに，これを他者と共有する場合は適切な判断のもとに行う」とあり，これに準じた行動が実習生にも求められます．

③ スマホ世代の倫理教育，リスク管理

　総務省の調査によると2014年のスマートフォン（スマホ）の利用率は62.3％で，20代は94.1％と最も利用率の高い世代となっています．また20代のソーシャルメディア（LINE，Facebook，Twitterなど）の利用率は98.1％とほとんどの人が利用しており，日常的に使用されている情報ツールであることがわかります．

　この実習生の書き込みは，「認知症が進んでいる」「オムツを替えてもらう」「プライドが高い」「暴言を浴びせられた」「腕を引っかかれた」など，患者に対する配慮が足りないばかりか，本人や家族にとっては他者に知られたくない情報を公開しています．患者の氏名は伏せられていますが，「AB新聞社長の奥さん」「秘書しか面会に来ない」など，看護職員や患者の関係者などがみれば誰のことを書いているのかすぐにわかります．患者を特定できる内容であるため，これらもプライバシー情報です．また「実習指導者に叱られた」など一方的に書き込むことで，病院側の指導内容について誤解を招く可能性があります．

　スマートフォンが普及することで，いつでも，どこでも情報にアクセスすることができ，情報がいち早く拡散するという利便性がある一方，自分の発した情報にも不特定多数の人が容易にアクセスできるため，ひとたび注目されると，瞬時に拡散し，個人の特定につながる可能性があります．また一度ネット上に流れた情報は，いくら削除してもほかのユーザーにコピー，引用されることでいつまでもネット上に残ることになります．実習生はクラスメイトに話しかけるようなつもりで，つい実習のつらさをつぶやいてしまったのかもしれませんが，このような書き込みをしたことは非常に軽率な行為です．**自分の発信した情報を「誰が」見て，「どのように」受け取るのか，といったこともしっかり考える必要があります**．

　これは看護学生だけでなく，ほかの医療福祉の実習生にも共通して言えることで

す．実習は，自分のめざす職業がどのような社会的な役割や責任を果たしているのかを知り，その職業倫理をしっかり学ぶ機会でもあります．

考え方と対応のPOINT

1. 看護学生も，患者や家族のプライバシーにアクセスする以上，その秘密を保持する責務があります．SNSを利用する前に，書き込む内容について問題ないか考えてみましょう．

2. 守秘義務に反するような書き込みがあった場合は，信頼を失うだけでなく，法的な処罰など社会的制裁を受けることもあります．

3. SNSを一方的に禁止するだけではなく，適切な使用方法を身につけてもらう教育も必要です．

参考文献
1) 夏目美貴子ほか：臨地実習における学生の患者情報取り扱い上の問題およびその指導法．看護科学研究，11：1-9, 2013.
2) 諸井洋子ほか：医療系学生・医療専門職が起こしたインターネット上のモラルハザード事例．医学教育，47：185-187, 2016.

Column 14

プライバシー・守秘義務・個人情報保護法制

　「個人情報」と「プライバシー」という言葉は，普段の日常生活では，あまり区別することなく使われているかもしれません．たしかに，これらの言葉は，互いに深く関係しています．しかし，厳密な意味は，異なるものです．

　一般的に，プライバシーは，保護されるべき個人の私的生活領域のことを指しており，また，それが他人から干渉・侵害を受けない権利のことをいいます．そもそもプライバシーとは「そっと一人にしておいてもらう権利」として19世紀末からアメリカ法上で議論されてきました．このような個人の私的生活領域を保護するという意味でプライバシーが日本に紹介されたのは1960年代前半のことです．

　この意味におけるプライバシーは，従来，法的には「守秘義務」により保護されうるものと考えられてきました．守秘義務とは，特定の職業に就いた者は，その職務上知ることになった秘密を守らなければならないという義務のことです．その職務の特性上，秘密と個人情報の触れる機会がある職業に関しては，さまざまな法律により，このような守秘義務が課されています．この法律上の守秘義務を課された者が「正当な理由」がないにもかかわらず，職務上知り得た秘密を漏らした場合，処罰の対象となります．ただし，この職務上知り得た秘密を開示することが認められる「正当な理由」に関しては，法解釈上，争いがあり，その範囲や対象が曖昧であるという問題を有しています．

　しかし，1970年代に至ると，プライバシーの考え方は，さらに発展して「個人情報の自己コントロール権」として理解されるようになります．すなわち，他人が有している自己の情報に対しても，それにアクセスすることが保障され，自分自身でコントロールできるようにするべきだと考えられるようになってきたのです．

この新しい意味における，プライバシーに基づく法整備を世界各国が取り組み始めると，さらに新たな問題が生じてきました．それは，各国で個人情報の取り扱い方が異なり，国際間の情報交換に困難をきたしかねないということです．そこで，経済的に同様の水準にある国々が加盟しているOECD（経済開発協力機構）が中心となって，1980年に加盟各国に個人情報をめぐる法整備の標準化が促されました．日本の個人情報保護法も基本的に，このOECDで示された標準化を土台にしています．同法は，個人情報の有用性に配慮しながら個人の権利利益を保護することを目的とし（第1条），また，個人情報は，個人の人格尊重の理念の下に慎重に取り扱われ，その適正な取扱いが図られなければならないものとされています（第3条）．そして，注意を要するのは，同法の条文上，プライバシーに関しては明文に規定されていないという点です．

　この2005年に施行された個人情報保護法は，10年の時を経て2015年に大幅な改正がなされました．この改正の背景には，頻発する情報漏洩事件を受けての厳格化の方向性と，ビッグデータの活用を図りたい政府・産業界の要請を踏まえた緩和化の方向性の両側面が混在しています．そのため，理解するのが容易ではありません．医療・介護分野におけるさらに詳細な指針づくりは，この改正を受けて，形成途上にあるといえますので，介護関係者も注意を要するといえるでしょう．この改正法により，一般的な臨床医療・介護分野で取り扱われる情報は，従前よりも規制が厳格化され，情報共有が困難になる可能性があることも念頭におく必要があります（Column12，p135参照）．しかし，特に，この法律については，誤解による過剰反応が従前から指摘されています．法律の基本理念を逸脱した拡大解釈がなされることで，医療現場に混乱がもたらされることは，ぜひとも回避されるべきかと思われます．

Case 19 介護実習施設から利用者の個人情報の開示を制限されたとき

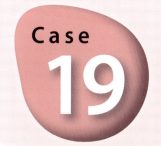

🔑 Key Words

実習生，個人情報，インフォームド・アセント

（37歳，男性）は介護福祉士養成校の教員です．特別養護老人ホームにこにこ苑で実習している学生（19歳，女性）を担当しています．学生は実習中の課題として，介護計画の立案と実施をすることになっています．学生は，これまでの実習期間中に，認知症（日常生活自立度Ⅱa）のあるサノさん（89歳，女性）から，たくさんお話を聞かせていただいたこともあり，サノさんを担当したいと考え，施設の実習指導者に相談しました．

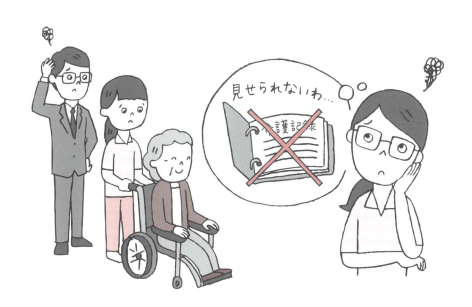

> 学生　　　：今回はサノさんの介護計画を担当させていただきたいです．
> 実習指導者：サノさんは人とお話しするのが好きだから大丈夫だと思いますよ．
> 学生　　　：では，サノさんの記録を見せていただいたり，職員さんからお話を聞いたりすることの了解をご本人からとりたいので，一緒に説明していただけますか？
> 実習指導者：本人から話を聞くのはいいけれど，記録をお見せするのはちょっと……．最近個人情報の取り扱いについて施設内で意見が分かれていてね．サノさんは認知症があるから，本人が了解しても，施設として個人情報をどこまで開示できるか……．あなたがサノさんから聞いた話だけで情報収集できないかしら？

　学生は，サノさんから話を聞くだけでは，多角的な情報収集ができず，このままでは実習課題が達成できない，どうしたらよいかと泣きながら連絡をしてきました．にこにこ苑では，ほとんどの利用者に認知症があるため，ほかの利用者に変更することも難しいようです．学校からは守秘義務に関する誓約書も提出しています．実習生に対する利用者の個人情報の制限はどこまで必要なのでしょうか？

考えてみよう！

Q1 実習生が施設からサノさんの個人情報や介護記録を提供してもらうことはできないのでしょうか？

Q2 実習生は，利用者のプライバシーについてどのように配慮すべきでしょうか？

Q3 認知症のあるサノさんの同意だけで，サノさんの記録を見たり，介護したりすることは可能でしょうか？　理由を含めて，考えてください．

＊先にColumn14（p149）を読んでから考えてください．

介護実習における個人情報の取り扱いについて

　介護福祉士養成校における実習のねらいは，利用者個々の生活リズムや個性を理解し，介護過程を展開しながら，介護サービス提供の基本となる実践力を習得することです．実習は学内で得た知識や技術を統合して，「個別ケア」の実践をめざすと同時に，介護の専門職としての職業倫理を身につけるための貴重な機会でもあります．「個別ケア」を実践するうえでは，利用者や家族に関する情報を踏まえたうえで，利用者個々の状況をアセスメントし，計画を作成・実施する必要があります．しかし，学生は施設職員と違い部外者であるため，利用者の介護記録を閲覧するなどして，利用者の個人情報を得るためには，一定の手続きが必要になります．

　この手続きに関して参考になるのが，『医療・介護関係事業者における個人情報の適切な取扱いのためのガイドラインに関するＱ＆Ａ』(厚生労働省 平成25年4月最終改訂)です(ただしこのガイドラインやＱ＆Ａは，個人情報保護法の改正に伴い，今後改訂される可能性があります)．そこでは，次のように述べられています．

> 介護保険法に基づく指定基準により，サービス担当者会議等で利用者の個人情報を用いる場合には，利用者及び家族から文書による同意を得ることとされていることを踏まえ，実習の学生の受け入れのように第三者に個人情報を提供する場合には，あらかじめ文書により利用者または家族の同意を得ておく必要がある．（各論Q1－1）

　今回のケースでは，介護計画の立案という課題に直面して，初めて個人情報の提供が問題になっています．しかし実際のところ，学生は実習に入った時点で，個人情報に触れざるを得ません．例えば，この学生は，サノさんがこの施設に入所していることを知っただけではなく，個人的に多くの話を聞いています．この点を考えるなら，**施設側は入所時に，または院内掲示を通じて，実習生が担当する可能性について利用者やその家族に対し情報提供を行い，実習生が実際に担当することになった場合には，介護計画のことも含めて個別に了解を得る必要があります．**

2 利用者のプライバシーに触れることを自覚する

　介護施設は，まさに利用者の「生活の場」であるため，実習生は，**そこで生活している多くの利用者のプライバシーに関与しているという自覚**をもって実習に臨む必要があります．実習中には，こちらの意向とは関係なく，さまざまな個人情報が耳に入ってきます．ですから，実習中はいたずらに入所者のプライバシーに踏み込まないよう気をつける必要があります．

　また，実習期間中に知った個人情報を適切に管理することも忘れてはいけません．例えば，担当教員が実習生の介護計画を指導するうえで，サノさんの氏名をはじめとした個人情報と接することは避けられない場合があります．実習を通じて知り得た情報を誰かに伝える際には，その情報が個人情報であるのか，誰に対して，どのような目的のために，どのような形で伝えるのかをしっかりと考え，施設や学校の個人情報取り扱いに関する規定を確認しておきましょう．SNSなどに安易に書き込むことは，厳に慎まなければなりません．（Case18, p144参照）

　利用者にとっては，学生が介護現場に入ることで，業務で多忙な職員に比べゆっくり話す相手ができる，若い学生とかかわることで刺激になる，というメリットもきかれます．他方，短期間で入れ替わる不慣れな学生に入浴や排泄などの介護を受けるなど，プライバシーをさらさなければならないというデメリットもあります．こうしたデメリットがあるにもかかわらず，実習生を受け入れてくれる背景には，将来の介護を担う学生に対しての期待も込められていることを自覚しましょう．

3 認知症のある利用者への説明や介護について配慮すべきこと

　利用者の個人情報を提供する場合，まずは本人に対しインフォームド・コンセント（説明と同意）を実施する必要があります．しかし，認知症のある利用者本人へのインフォームド・コンセントは，容易ではありません．なぜなら，認知症の人は，インフォームド・コンセントに不可欠な判断能力を欠いている場合があるからです．そのため，個人情報の提供やサービス利用に伴う説明や契約は，多くの場合利用者の家族や法定代理人などと行われています．だからといって，本人に一切説明をし

ないことが適切であるわけではありません．判断能力を欠いているという点では認知症の人と同じ立場にある小児の分野では，「インフォームド・アセント（Informed Assent）」という概念が発展してきました．この概念は，「未成年者が研究対象者として参加する場合，未成年者が与える積極的な合意．ただし，コンセントとは同格のものではない．」（米国小児科学会）と定義されています．この考え方を踏まえ，日本看護協会では，「これから実施する行為等について，医療従事者が子どもに理解できるよう分かりやすく説明し，その内容について子どもの納得を得ること」と説明しています．2014年に改訂された「人を対象とする医学系研究に関する倫理指針」（文部科学省・厚生労働省）でも，インフォームド・アセントの考え方が取り入れられています．

インフォームド・アセントは，インフォームド・コンセントのように法的義務を伴うものではありませんが，認知症があったとしても，すべての判断能力がないわけではありません．学生がサノさんの介護計画を実施するうえで，ご家族への説明と同意（インフォームド・コンセント）という大前提に加え，サノさんの理解力や個別性にあわせた説明をして納得を得ること（インフォームド・アセント），そのために最大の努力をすることは，欠かせないことといえるでしょう．

考え方と対応の POINT

1. 学生にとって実習は，専門職としての職業倫理を身につける貴重な機会です．個人情報について規制するだけでなく，適切な管理・運用ができるよう施設と学校で協力して体制を整えましょう．

2. 実習生は，多くの利用者のプライバシーに関与しているという自覚をもちましょう．

3. 認知症のある方のケアを通し，個人情報の適切な取り扱いや「インフォームド・アセント」について学生自身がしっかり学べるよう教育的支援が必要になります．

参考文献

1) 吉岡譲治：臨地実習における患者の個人情報の取り扱い．共済会，8：1-10，2010．https://www.e-kango.net/safetynet/press/from/pdf/Vol8.pdf
2) 個人情報保護委員会ホームページ．http://www.ppc.go.jp/

おわりに

　認知症の人を取り巻く環境は，大きく変化し始めています．その背景にあるのは，「認知症の人にやさしい社会」を目指して，厚生労働省が2015年1月に策定した，「認知症施策推進総合戦略〜認知症高齢者等にやさしい地域づくりに向けて〜」(いわゆる新オレンジプラン)です．このプランにもとづき，現在さまざまな施策が推進されていますが，目的の実現は簡単なことではありません．なぜなら，認知症の人をケアするのは最終的に人であり，それゆえ求められているのは，ケアに携わる人や，認知症の人とケアする人の関係が変わることだからです．本書が，人と人の関係に深く関わる倫理と法に着目した背景には，こうした思いがありました．

　しかし，本書の作成も順調に進んだわけではありません．現代の医療倫理では，自律(自己決定)の尊重が重視され，インフォームド・コンセントが常識となっていますが，その際，自己決定できる判断力を持った人が基本モデルとなっています．けれども，認知症の人の判断力の評価には，難しい問題がつきまといます．従来の倫理原則を適用して簡単に答えを出すことはできません．これまでの生命倫理学のあり方を問い直しながら，認知症の人を一面だけで理解しない繊細な感性と，問題の解決を「イエスかノーか」に還元しない柔軟な思考，そして，さまざまなバックグラウンドをもつ人たちとの対話，これらを大切にすることにより，刊行にたどり着くことができました．

　本書に収められたケースは，認知症ケアをめぐる問題のごく一部であり，それゆえ示された解決の方向性もわずかなものに過ぎません．しかしケースを捉える際に示されている繊細な感性と柔軟な思考は，ここで取り扱われることのなかった問題に直面した際にも役立つはずです．このような観点から，本書を末永く活用していただければ，編者としてこれ以上の喜びはありません．

　本書は，静岡大学人文社会科学部研究成果刊行助成費を受けて，人文社会科学部研究叢書 第57巻として刊行されます．本書の意義を理解して支援してくださった今野喜和人・人文社会科学部長に感謝申し上げます．

　また，本書の作成にあたって，南山堂編集部の古川晶彦 編集長と須田幸司さんに大変お世話になりました．心から御礼申し上げます．

2017年3月

編者を代表して
松田　純・堂囿 俊彦

索 引

あ行

アドバンス・ケア・プランニング 118, 120
アミロイドβタンパク 6, 8
アルツハイマー病 2, 5, 8, 42, 53, 60, 65, 72, 87, 92
意思決定能力 119
意思の尊重 53, 55, 109
医療・介護関係事業者における個人情報の適切な取扱いのためのガイドライン 135
医療同意 142
インフォームド・アセント 151, 155
ウェルビーイング(良い状態) 24, 77, 100
受け入れの制限(拒否) 87
運転免許の自主返納制度 128

か行

改訂長谷川式簡易知能スケール 6
かかりつけ医 34, 37, 118
過剰なサービス 81
家族介護者支援 53, 56, 60, 63, 74, 77, 87, 90, 123, 126
家族への説明 109, 112, 155
監視 65, 68
記憶の逆行性喪失 87, 89
虐待 28, 29, 60, 62, 137, 139
ケア会議 57, 92, 94
軽度認知障害(MCI) 48, 50
血管性認知症 14, 125
原則の対立 31
厳罰化 130
告知 41, 43
個人情報 28, 105, 134, 135, 151, 153
　──保護法 106, 135, 146, 149
コミュニケーション 17, 58, 84, 106

さ行

財産管理 71, 137, 140, 143
最善のケア 92, 95
サービス付き高齢者向け住宅 81, 83, 86
自己決定としての自律 26, 116
死後の事務 143
事前指示 26, 114, 116
実習生 146, 151, 153
社会参画 46
若年性認知症 41, 43
終末期覚醒 121
受診の勧め 48, 51
守秘義務 144, 146, 149
常習窃盗 130, 132
情報共有 94, 100, 130, 134, 135
職場の理解 41, 43
自律 36, 38, 43, 47, 65, 68, 94, 117, 126
自律尊重原則 25, 51, 64, 76, 116
新オレンジプラン 40, 107
人工栄養 109, 111
進行性核上性麻痺 2, 13
身体拘束 23, 31, 28, 73, 81, 83, 97, 99
生活の質(QOL) 39, 51, 123, 127
正義原則 29, 101
精神科病院 79
精神障害 74, 76
精神保健システム 80
性的問題行動 87, 90
生命・医療倫理学の4原則 25
善行原則 28, 51, 68, 76, 95
前頭側頭型認知症 15, 130, 132
前頭側頭葉変性症 2, 15, 67
せん妄 2, 74, 79
早期発見・早期対応 34, 36, 43, 51
その人らしさ 69, 114, 117

索引

た行

退院支援　74, 77, 112
代行決定　143
代理人指示　119
代理人による決定　94
多職種連携　53, 57, 64, 77
ダブルケア　41, 45
地域での生活支援　53, 79
中核症状　3, 8
通報義務　60, 62, 137, 139
当事者の気持ち　60, 63
道路交通法　123, 128
特発性正常圧水頭症　19
独居高齢者　104, 107

な行

内容指示　119
中治り　121
認知機能障害　3
認知症初期集中支援チーム　34, 37, 52
認知症専門医　34, 38, 129, 132
認知症の行動・心理症状（BPSD）　3, 4, 8, 36, 50, 79, 90

は行

徘徊　31, 53, 65, 67, 70, 72
徘徊感知器　65
パーキンソン症状　11
パーキンソン病　2
反省としての自律　25, 116
判断能力　27, 50, 76, 94, 106, 114, 116, 118, 125, 140, 154
ハンチントン病　2, 19
ピック病　130
服薬管理　21, 76, 97, 108
プライバシー　65, 68, 104, 106, 144, 146, 149, 154
法　23
包括的同意　136
ポリファーマシー　97, 100
本人意思の尊重　109, 111
本人の思い　27, 111
本人の利益　48

ま行

万引き　26, 130, 132
無危害原則　28, 55, 64, 101
黙示の同意　136
もの盗られ妄想　5, 53, 55

や行

薬物連用　104, 106

ら行

リハビリテーション　92, 95
リビング・ウィル　119
臨時高齢者講習　128
臨時適性検査　129
臨時認知機能検査　128
倫理　22
倫理原則　22
レビー小体型認知症　2, 11, 36, 111

欧文

BPSD（behavioral and psychological symptoms of dementia）　3, 4, 8, 36, 50, 79, 90
GPS 端末　65
MCI　48, 50
QOL　39, 51, 123, 127
SNS　144, 147

本書は下記の科学研究費による研究成果の一部です．

・平成28年度科学研究費助成事業（基盤研究(C)一般）「認知症ケアを契機とした生命倫理学の刷新―新しいケア文化のかたちを求めて」（研究代表者 松田純）
・平成28年度科学研究費助成事業（基盤研究(C)一般）「『人間の尊厳』と『個人の尊重』―討議的実在論に基づく新たな関係構築の試み」（研究代表者 堂囿俊彦）
・平成28年度科学研究費助成事業（基盤研究(C)一般）「アジアから見た日本の介護：日本式介護の技能移転の可能性を探る」（研究代表者 天野ゆかり）
・平成27-28年度科学研究費助成事業（基盤研究(C)一般）「民法における『能力』概念の比較法的研究―東アジアを中心に」（研究代表者 宮下修一）
・平成28年度国立研究開発法人日本医療研究開発機構難治性疾患実用化研究事業（研究代表者 中島孝）

静岡大学人文社会科学部研究叢書 57

ケースで学ぶ
認知症ケアの倫理と法

ⓒ2017

定価（本体2,000円＋税）

2017年3月25日 1版1刷

編者　松田　純（まつだ じゅん）
　　　堂囿　俊彦（どうぞの としひこ）
　　　青田　安史（あおた やすし）
　　　天野　ゆかり（あまの ゆかり）
　　　宮下　修一（みやした しゅういち）

発行者　株式会社 南山堂
代表者　鈴木　幹太

〒113-0034　東京都文京区湯島4丁目1-11
TEL 編集(03)5689-7850・営業(03)5689-7855
振替口座　00110-5-6338

ISBN 978-4-525-50611-7　　　　Printed in Japan

本書を無断で複写複製することは，著作者および出版社の権利の侵害となります．
JCOPY　＜(社)出版者著作権管理機構 委託出版物＞
本書の無断複写は著作権法上での例外を除き禁じられています．複写される場合は，そのつど事前に，(社)出版者著作権管理機構（電話 03-3513-6969，FAX 03-3513-6979，e-mail: info@jcopy.or.jp）の許諾を得てください．

スキャン，デジタルデータ化などの複製行為を無断で行うことは，著作権法上での限られた例外（私的使用のための複製など）を除き禁じられています．業務目的での複製行為は使用範囲が内部的であっても違法となり，また私的使用のためであっても代行業者等の第三者に依頼して複製行為を行うことは違法となります．